全国医药职业教育药学类专业特色教材

（供药学类、食品药品类及相关专业用）

生物药剂学与药物动力学实训

主　编　刘　阳　邱妍川

主　审　杨宗发　朱照静　邓才彬

副主编　林凤云　刘艺萍　韦丽佳　马　潋

编　者（以姓氏笔画为序）

　　　　马　潋（重庆医药高等专科学校）

　　　　王　双（重庆医药高等专科学校）

　　　　韦丽佳（重庆医药高等专科学校）

　　　　刘　巧（重庆医药高等专科学校）

　　　　刘　阳（重庆医药高等专科学校）

　　　　刘艺萍（重庆医药高等专科学校）

　　　　江尚飞（重庆医药高等专科学校）

　　　　巫映禾（重庆医药高等专科学校）

　　　　邱妍川（重庆医药高等专科学校）

　　　　何　静（重庆医药高等专科学校）

　　　　张天竹（重庆医药高等专科学校）

　　　　张慧梅（重庆医药高等专科学校）

　　　　林凤云（重庆医药高等专科学校）

　　　　蒋　猛（西南药业股份有限公司）

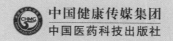

中国健康传媒集团

中国医药科技出版社

内容提要

本教材共包括 19 个实训，主要针对药物及其剂型在体内的吸收、分布、代谢、排泄过程，对药物在体内的定性和定量变化，对药剂学方面和生物机体方面的影响因素进行实验。

本教材可供高职高专药学类、食品药品类及相关专业使用，也可作为相关人员的参考书。

图书在版编目（CIP）数据

生物药剂学与药物动力学实训/刘阳，邱妍川主编.—北京：中国医药科技出版社，2018.9

全国医药职业教育药学类专业特色教材

ISBN 978-7-5214-0431-9

Ⅰ.①生… Ⅱ.①刘… ②邱…Ⅲ.①生物药剂学—高等职业教育—教材 ②药物代谢动力学—高等职业教育—教材 Ⅳ.①R945 ②R969.1

中国版本图书馆CIP数据核字（2018）第208813号

美术编辑 陈君杞
版式设计 张 璐

出版 **中国健康传媒集团** | 中国医药科技出版社
地址 北京市海淀区文慧园北路甲22号
邮编 100082
电话 发行：010-62227427 邮购：010-62236938
网址 www.cmstp.com
规格 787×1092mm $\frac{1}{16}$
印张 7 $\frac{1}{2}$
字数 116千字
版次 2018年9月第1版
印次 2021年12月第2次印刷
印刷 三河市百盛印装有限公司
经销 全国各地新华书店
书号 ISBN 978-7-5214-0431-9
定价 **20.00元**

前　言

　　《生物药剂学与药物动力学实训》是为满足高职高专药学类专业核心课程生物药剂学与药物动力学需要而编写。本实训教材重在实践与应用，培养学生职业能力，塑造学生职业素养，充分体现了职业教育的特点，适用于高职高专药学类专业学生实训教学，同时也能满足开设生物药剂学与药物动力学实训课程的辅助教学。

　　本实训教材主要针对药物及剂型在体内的吸收、分布、代谢、排泄过程，对药物在体内的定性和定量变化，对药剂学方面和生物机体方面的影响因素，进行实验设计，包括过程的原理、特点、实验方法、实验仪器设备以及数据处理等。学生经过系统化、规范化的实验训练，使学生在做中学，将相关知识点与技能点掌握得更加牢靠，为高职高专学生的就业竞争力增添筹码。书末还收集了相关附录资料，供学生学习参考，引导学生深入研究。

　　本教材由主编刘阳、邱妍川修改和统稿，杨宗发、朱照静、邓才彬主审。实训一、二、十一、十六、十七由邱妍川编写，实训三、四、五、十二由刘阳编写，实训六、七由韦丽佳编写，实训八由张天竹编写，实训九、十五由马潋编写，实训十由刘艺萍编写，实训十三、十四由刘巧编写，实训十八、十九由林凤云编写，附录二由江尚飞、何静、张慧梅编写，附录三由巫映禾、王双、蒋猛编写。

　　因编者水平所限，不足之处在所难免，敬请批评指正，以利再版时改正和提高。

编　者

2018年6月

实训指导

　　生物药剂学与药物动力学是药学专业的专业核心课程，课程标准规定，按1∶1配套实训，即实训课程占课程总学时的一半。实训内容包含两个部分，即生物药剂学部分与药物动力学部分。实验教学过程要求突出理论知识的应用与实际动手能力的培养，强调实用性与应用性，把掌握基本操作、基本技能放在首位，通过实验应使学生掌握生物药剂学与药物动力学的基本概念、基本研究方法、基本参数的获取、基本应用等，综合性地将生物药剂学与药物动力学结合起来，通过实训操作熟悉学科常用的实验方法、数据分析及常见的仪器、设备、试液试剂等，使学生具有一定的分析问题、解决问题和独立工作的能力。

　　实验实训时要求学生做到以下各项。

　　1.实验实训前充分做好预习，明确本次实验实训的目的和操作要点。

　　2.进入实验实训室必须穿好实验服，准备好实验实训仪器和药品，并保持实验实训室的整洁、安静，以利实训进行。

　　3.严格遵守操作规程，特别是称取或量取药品，在拿取、称量、放回前应进行三次认真核对，以免发生差错。称量任何药品，在操作完毕后应立即盖好瓶塞，放回原处，凡已取出的药品不能任意倒回原瓶。

　　4.要以严肃、认真的科学态度进行操作，如实验失败时，先要找出失败的原因，考虑如何改正，再征求指导老师意见，决定是否重做本实验。

　　5.实验实训中要认真观察，联系所学理论，对实验实训中出现的问题进行分析讨论，如实记录实验结果，写好实验实训报告。

　　6.严格遵守实验实训室的规章制度，包括报损制度、赔偿制度、清洁卫生制度、安全操作规则以及课堂纪律等。

　　7.要重视实验结果的获取过程，实验实训过程的结束须按规定检查，合格后，再由指导老师验收。

　　8.注意节约，爱护公物，尽量避免破损。实验实训室的药品、器材、用具以及实验实训成品，一律不准擅自带出室外。

　　9.实验实训结束后，须将所用器材洗涤、清洁，妥善安放保存。值日生负责实验室的清洁、卫生、安全检查工作，将水、电、门、窗关好，经指导老师允许后，方能离开实验室。

目　录

实训一　药物溶解度与分配系数的测定

一、实训目的

1.掌握　药物溶解度与分配系数测定的基本原理与测定方法。

2.熟悉　药物分配系数的计算方法。

二、实训原理

药物的溶解度是指在一定温度（气体在一定压力）下，在一定量溶剂中溶解药物的最大量。药物的溶解度是其重要的一项物理性质，对制备药物制剂及最终的体内应用均有重要意义。药物的溶解度除取决于药物和溶剂的性质之外，还受环境条件如温度、溶剂pH和同离子效应等因素的影响。此外，药物不同的晶型也可能有不同的溶解度，而且气体溶质的溶解度随其分压改变而改变。

《中国药典》（2015年版）中关于药物溶解度分类如下：极易溶解、易溶、溶解、略溶、微溶、极微溶解、几乎不溶和不溶。这些概念仅表示药物大致的溶解性能，至于准确的溶解度，一般以一份溶质（1 g或1 ml）溶于若干毫升溶剂来表示，药典分别将它们记载于各药物项下。药物的溶解度数据可查阅默克索引、各国药典等。对一些查不到溶解度数据的药物，可通过实验测定。

药物的特性溶解度是指药物不含任何杂质，在溶剂中不发生解离或缔合，也不发生相互作用时所形成的饱和溶液的浓度，是药物的重要物理参数之一。从制剂角度出发，一个新药的特性溶解度是首先应该测定的参数，因为在了解该参数后，可以对制剂剂型的选择以及对处方、工艺、药物的晶型、粒子大小等做出适当的考虑。在很多情况下，如果口服药物的特性溶解度小于1 mg/ml，就可能出现吸收问题，显然这一指标与溶出速率具有一定相关性。

常用的药物多属于弱酸性或弱碱性药物，在测定中要完全排除药物解离和溶剂的影响是不易做到的。因此，一般情况下测定的溶解度多为平衡溶解度或称表观溶解度。

药物的溶解度是设计制剂处方的重要依据之一。设计液体制剂或选择固体制剂溶解度测定的溶液介质时，需要研究不同溶剂系统中药物的溶解度。药物的溶解度数据可查阅默克索引、各国药典、专门的理化手册等。查不到溶解度数据的药物，可通过实验获得相关数据。一般取过量药物加入定量溶剂中，再置于恒温装置中振荡，观察药物在溶液中的溶解情况，直至达到饱和，测定药物溶液浓度即可。

分配系数（P）是指物质在两个不相混溶的溶剂中溶解并达到平衡时浓度的比值，即 $P=C_{溶剂1}/C_{溶剂2}$。它是药物制剂中设计处方、开发新药以及临床应用时的重要参数之一。一般而言，分配系数是物质在正辛醇/水溶剂系统中测得的分配系数。药物分配系数的大小反映了药物经生物膜转运的重要物理参数，细胞膜是具有亲脂性的脂质双分子层，通常具有较大油水分配系数的药物更容易透过细胞膜转运和吸收，但分配系数过大，则不易分配进入水性体液。

三、仪器与材料

1.**仪器**　恒温振荡器、天平、过滤器（Φ3 cm）、微孔滤膜（0.45 μm）、烧杯、容量瓶、移液管及移液管架、磁力搅拌器及搅拌子、紫外分光光度计。

2.**材料**　对乙酰氨基酚、酮洛芬、正辛醇、蒸馏水。

四、实训内容

1.对乙酰氨基酚溶解度的测定

（1）饱和溶液的制备　称取适当过量的对乙酰氨基酚原料，置锥形瓶中，加入煮沸放冷至室温的蒸馏水。适当振摇使药物分散，放入恒温振荡器，固定。调节振荡器的温度至25 ℃和转速200 r/min，开始振摇并计时。

分别于开始振摇后间隔1小时左右停止振摇，取适量上清液，微孔滤膜滤过，弃去初滤液，取续滤液稀释后测定溶液中对乙酰氨基酚的浓度。如果最后两次测得的浓度相当，即可计算该条件下对乙酰氨基酚的溶解度。否则，继续振荡至溶液浓度不再增大为止。

（2）药物标准曲线　取干燥至恒重的对乙酰氨基酚对照品约20 mg，精密称定，置于100 ml量瓶中，加蒸馏水超声溶解，并用蒸馏水定容至刻度，摇匀。

精密量取该溶液适量，用蒸馏水稀释成浓度2～16 μm/ml的系列标准溶液，以蒸馏水为空白，于242 nm波长处测定吸光度值A，将吸光度A对药物浓度回归得标准曲线方程。

（3）药物浓度的测定　取（1）中过滤后的药物溶液，用蒸馏水稀释（稀释的倍数根据实验情况调整，应保证在紫外分光光度计的有效量程范围，约1000倍），于242 nm波长处测定吸光度。

（4）药物溶解度的计算 用（2）中的标准曲线计算药物浓度。根据稀释的倍数计算对乙酰氨基酚在该条件下的溶解度。

（5）操作注意 样品溶液在稀释前的操作中应注意避免移液管等没有充分干燥，造成浓度不准。进行紫外测定时应选择合适的稀释倍数，A值宜在0.3～0.7范围内，准确度较高。实验过程中应及时测定取得的样品溶液浓度，以检查是否达到溶解平衡浓度。药物的溶解速度与药物颗粒的大小有关，可以适当将药物研磨粉碎，加快药物达到溶解平衡的时间。为提高测定的准确度，可以平行测定3份样品溶液。

2.酮洛芬在正辛醇／水中分配系数的测定

（1）酮洛芬（KTP）标准曲线的绘制 准确配制1 mg/ml KTP的乙醇溶液，用蒸馏水稀释成一系列浓度的标准溶液：0.0025 mg/ml、0.005 mg/ml、0.01 mg/ml、0.015 mg/ml、0.02 mg/ml、0.03 mg/ml、0.035 mg/ml，在最大吸收峰处的波长下测定吸光度，KTP的最大吸收波长为265 nm。以浓度为横坐标，吸光度为纵坐标绘制标准曲线。

（2）酮洛芬（KTP）油水分配系数的测定 取10 ml 1 mg/ml KTP的正辛醇溶液与10 ml二次蒸馏水（质量比为1:1），混合后，恒温25℃振摇3小时，分离有机相与水相，测定其中KTP浓度，平行测定3次，利用标准曲线计算KTP在正辛醇与水相中的浓度。

五、实训结果

1.对乙酰氨基酚溶解度的测定

（1）将对乙酰氨基酚系列标准溶液的吸光度填入表1-1中。

表1-1 不同浓度对乙酰氨基酚标准溶液的吸光度

药物浓度（μg/ml）
吸光度A

（2）计算对乙酰氨基酚标准曲线回归方程，以吸光度为纵坐标，浓度为横坐标作图。

（3）将对乙酰氨基酚饱和溶液样品稀释液的吸光度填入表1-2。

表1-2 不同时间对乙酰氨基酚溶液的吸光度

取样时间（h）
吸光度A

（4）计算对乙酰氨基酚溶解度（注意折算稀释倍数），记录实验时饱和溶液的温度。

2.酮洛芬在正辛醇／水中分配系数的测定

（1）将酮洛芬在正辛醇中的吸光度填入表1–3中，并计算平均浓度。

表1–3　酮洛芬在正辛醇中的吸光度与浓度

	平均值
吸光度A	
浓度（C_w）	

（2）将酮洛芬在水中的吸光度填入表1–4中，并计算平均浓度。

表1–4　酮洛芬在水中的吸光度与浓度

	平均值
吸光度A	
浓度（C_w）	

（3）计算酮洛芬在正辛醇/水中的分配系数。

六、分析与讨论

1.在很多情况下，由于应用的两相溶剂或多或少有一定的互溶度，因此实际测得的分配系数并非真实分配系数，而是表观分配系数。

2.如果溶剂完全不互溶，分别测定药物在两相中的溶解度即可计算出在该系统中的分配系数。

七、思考题

1.影响药物溶解度的因素有哪些？

2.药物溶解度与药物分配系数有什么关系？

（邱妍川）

技能考核评价标准

测试项目	技能要求	分值
实训准备	着装整洁，卫生习惯好 正确选择所需的材料及设备，正确洗涤	10
实训记录	正确、及时记录实验的现象、原始数据	10
实训操作	对乙酰氨基酚溶解度的测定： （1）溶解药物后，放入恒温振荡器中（温度 25 ℃，转速 200 r/min） （2）每间隔 1 小时取样，微孔滤膜过滤，弃去初滤液 （3）配制不同浓度的对乙酰氨基酚溶液，测定吸光度，正确绘制标准曲线 （4）稀释续滤液至刻度，测定吸光度 （5）计算药物溶解度	30
	酮洛芬在正辛醇／水中分配系数的测定： （1）配制不同浓度的酮洛芬溶液，测定吸光度，正确绘制标准曲线 （2）KTP 正辛醇溶液与蒸馏水混合后，恒温 25 ℃振摇 3 小时，分离有机相、水相，测定其中 KTP 浓度 （3）利用标准曲线计算 KTP 在正辛醇与水相中的浓度 （4）计算酮洛芬在正辛醇/水中的分配系数	30
清场	按要求清洁仪器设备、实验台，摆放好所用药品	10
实训报告	实验报告工整，项目齐全，结论准确，并能针对结果进行分析讨论	10
合计		100

实训二　药物晶型的制备与溶解性质研究

一、实训目的

1.熟悉　药物不同晶型的制备方法。

2.了解　药物不同晶型之间的溶解度差异及其对药物溶解度的影响。

二、实训原理

晶型是指结晶物质内分子的排列形式，晶型之间的差异实质上是结晶的基本单元——晶胞微观结构上的差异，这是晶格内部分子依不同方式排列或堆积产生的。

同一物质具有两种或两种以上的空间排列和晶胞参数，形成多种晶型的现象称为多晶现象。虽然在一定的温度和压力下，只有一种晶型在热力学上是稳定的，但由于从亚稳态转变为稳态的过程通常非常缓慢，因此许多结晶药物都存在多晶现象。药物的晶型不同，其理化性质（如外观、溶解度、熔点、溶出度、生物有效性等）也有较大差异，从而影响了药物的稳定性、生物利用度及疗效等。

桂美辛属于非甾体抗炎药，其解热、缓解炎性疼痛作用明显，故可用于缓解急、慢性风湿性关节炎，痛风性关节炎及癌性疼痛。桂美辛有 α、β、γ 和 δ 等多种晶型，不同晶型药物的溶解度及溶出速率可不相同，溶解度小的晶型在体内释放缓慢。因此，了解多晶型药物不同晶型溶解性质在生物药剂学领域具有重要意义。

三、仪器与材料

1.仪器　烧杯、培养皿、紫外分光光度计、吸管、容量瓶、智能溶出仪、电子显微镜、分析天平、干燥箱、注射器、微孔滤膜、滤器、取样器、试管等。

2.材料　对乙酰氨基酚、酮洛芬、正辛醇、蒸馏水。

四、实训内容

1.桂美辛两种晶型的制备

（1）α 型桂美辛的制备　称取 0.12 g 的桂美辛溶于 50 ml 无水乙醇中，超声溶解，将溶液置于敞口培养皿中，置于通风橱内室温挥发除去溶剂，析出 α 型桂美辛。

（2）δ 型桂美辛的制备　称取 0.15 g 的桂美辛溶于 25 ml 三氯甲烷中，超声溶解，将溶液置于敞口培养皿中，置于通风橱内室温挥发除去溶剂，析出 δ 型桂美辛。

（3）显微观察　将制得的晶体置于载玻片上，在光学显微镜（400 倍）下观察结晶形状。

2.桂美辛标准曲线的绘制　精密称取桂美辛标准品 12.5 mg，置于 500 ml 容量瓶中，以人工肠液定容，分别吸取 1 ml、2 ml、3 ml、5 ml、7 ml、8 ml、9 ml 至 25 ml 容量瓶中，用人工肠液定容，配成一定浓度的溶液，在 289 nm 处测定紫外吸收度 A，绘制标准曲线，以吸收度对浓度进行线性回归，得回归方程。

3.溶解度的测定　称取 α 型与 δ 型桂美辛各 0.3 g，分别置于 900 ml 人工肠液中，37 ℃恒温下以 100 r/min 速度搅拌，分别与 0.5、1、1.5、2、3、4、5、6、7、8 小时取样 6 ml，经微孔滤膜（0.45 μm）过滤，在 289 nm 下，以人工肠液为空白，测定滤液的紫外吸收度 A，按标准曲线方程计算桂美辛的浓度，以浓度对时间作图，计算溶解度。

4.操作要点和注意事项

（1）实验应在通风橱内进行操作。

（2）溶解度的测定需要加入过量药物，以保证整个测定过程中有未溶解的药物。

五、实训结果

计算各样品溶液中桂美辛的浓度，填入表 2-1 中。

表 2-1　不同时间点桂美辛的浓度

时间（h）	α 型	δ 型
0.5		
1		
1.5		
2		
3		

续表

时间（h）	α型	δ型
4		
5		
6		

六、分析与讨论

1.药物溶解度的测定方法分为平衡法和动态法，本次实验采用平衡法进行溶解度测定。平衡法是将被测药物在恒温下搅拌溶解，达到动态平衡后，取样过滤，测定药物浓度即得。

2.测定溶解度时，在体温（37℃）条件下进行，可便于对药物及其制剂的贮存和使用情况做出考虑。

七、思考题

1.影响药物晶型的因素有哪些？

2.在药物制剂制备过程中应如何选择适宜晶型？

（邱妍川）

技能考核评价标准

测试项目	技能要求	分值
实训准备	着装整洁，卫生习惯好 正确选择所需的材料及设备，正确洗涤	10
实训记录	正确、及时记录实验的现象、原始数据	10
实训操作	桂美辛两种晶型的制备： （1）称量药物的准确性 （2）超声溶解操作的正确性 （3）置于通风橱内室温挥发除去溶剂 （4）显微观察操作的正确性	20
	桂美辛标准曲线的绘制： （1）精密称取药物 （2）容量瓶定量的准确性 （3）正确配制不同浓度药液 （4）正确使用紫外分光光度计 （5）正确绘制标准曲线及方程	20
	溶解度的测定： （1）定时取样 （2）正确使用紫外分光光度计 （3）正确计算桂美辛浓度	20
清场	按要求清洁仪器设备、实验台，摆放好所用药品	10
实训报告	实验报告工整，项目齐全，结论准确，并能针对结果进行分析讨论	10
合计		100

实训三　甲硝唑片溶出度的测定

一、实训目的

1. **掌握**　口服固体制剂生物利用度的体外研究方法——片剂溶出度的测定方法。
2. **熟悉**　溶出度反映生物利用度合格的控制指标和溶出度统计学处理方法。
3. **了解**　固体制剂不同溶出度测定方法的选择。

二、实训原理

　　片剂等固体制剂服用后，在胃肠道中要先经过崩解和溶出两个过程，然后才能透过生物膜吸收。对于许多药物来说，其吸收量通常与该药物从剂型中溶出的量成正比。对难溶性药物而言，溶出是其主要过程，故崩解时限往往不能作为判断难溶性药物制剂吸收程度的指标。溶解度小于0.1~1.0 g/L的药物，体内吸收常受其溶出速度的影响。溶出速度除与药物的晶型、颗粒大小有关外，还与制剂的生产工艺、辅料、贮存条件等有关。为了有效地控制固体制剂质量，除采用血药浓度法或尿药浓度法等体内测定法推测吸收速度外，体外溶出度测定法不失为一种较简便的质量控制方法。

　　溶出度系指药物从片剂或胶囊剂等固体制剂在规定溶剂中溶出的速度和程度。但在实际应用中溶出度仅指一定时间内药物溶出的程度，一般用标示量的百分率表示，如《中国药典》规定30分钟内甲硝唑的溶出限度为标示量的80%。对于口服固体制剂，特别是对那些体内吸收不良的难溶性的固体制剂，以及治疗剂量与中毒剂量接近的药物的固体制剂，均应做溶出度检查并作为质量标准。测定溶出度的装置通常为溶出度测定仪，有自动取样测定和手动取样测定之分，具体测定方法根据药物理化性质、剂型、需要模拟的体内情况大致分为桨法、篮法、小杯法三种。

　　根据《中国药典》（2015年版）第四部通则（0931溶出度与释放度测定法）中相应装置、测定法、结果判定、溶出条件和注意事项等规定进行测定。依据第二部中甲硝唑片溶出度测定进行实训。取本品，照溶出度与释放度测定法（通则0931第一法），以盐酸溶液（9→1000）900 ml为溶出介质，转速为每分钟100转，依法操作，经30分钟时，取溶液，滤过，精密量取续滤液3 ml，置50 ml量瓶中，用溶出介质稀释至刻度，摇匀，照紫外–可见分光光度法（通则0401），在277 nm的波长处测定吸光度，按$C_6H_9N_3O_3$的吸收系数（$E_{1cm}^{1\%}$）为377计算每片的溶出量。限度为标示量的80%，应符合规定。

本法用转篮法测定市售同规格不同厂家不同批号甲硝唑片，比较溶出曲线，计算限度是否符合规定。转篮分篮体与篮轴两部分，均为不锈钢金属材料制成。不锈钢丝网内径为22.2 mm ± 1.0 mm，转篮转动时幅度不得超过 ± 1.0 mm。操作容器为1000 ml的圆底烧杯，外套水浴；水浴的温度应能使容器内溶剂的温度保持在37 ℃ ± 0.5 ℃。转篮底部离烧杯底部距离为25 mm ± 2 mm。电动机与篮轴相连，转速可任意调节在每分钟50~200转，稳速误差不超过 ± 4%。仪器应装有6套操作装置，可以一次测定6份供试品。取样点位置应在转篮上端距液面中间，离烧杯壁10 mm处。需多次取样时，所量取溶出介质的体积之和应在溶出介质的1%之内，如超过总体积的1%时，应及时补充相同体积的温度为37 ℃ ± 0.5 ℃的溶出介质，或在计算时加以校正，立即用适当的微孔滤膜滤过，自取样至滤过应在30秒内完成。照该品种项下规定的方法测定，计算每片（粒、袋）的溶出量。

利用$A=E_{1cm}^{1\%}Cl$关系，C的单位为g/100 ml，甲硝唑在277 nm处的$E_{1cm}^{1\%}$=377，通过在277 nm处测定其A，就可知道对应甲硝唑的浓度。

为了得到科学的结论，既要说明实验结果的差异主要是由于处方不同或操作不同而造成，并非是实验误差和样品的不均匀性引起，故应对实验数据进行方差分析。

三、仪器与材料

1.仪器　溶出仪、烧杯、注射器、试管、电子天平、紫外分光光度计、微孔滤膜等。

2.材料　盐酸、甲硝唑片、纯化水等。

四、实训内容

溶出仪按规定调试好，每批取甲硝唑片样品6片，每组1片，放置于转篮内，置于900 ml的人工胃液当中进行溶出实验，分别在5、10、20、30、45、60、90、120分钟定时定位采样5 ml，同时补加5 ml人工胃液，以保证溶出杯内介质900 ml不变。

分别取定时定位采取的5 ml样品，滤过，精密量取续滤液3 ml，置于50 ml量瓶中，用溶出介质稀释至刻度，摇匀。用人工胃液作空白，置波长为277 nm处测定其吸光度A值。每组应有8个时间点的A值。

根据 $A=E_{1cm}^{1\%}Cl$，$E_{1cm}^{1\%}=377$，计算浓度 C，再乘以溶出介质，加上取样损失，得到每片每时的溶出量，与标示量比较获得溶出百分比。

五、实训结果

1.记录甲硝唑片基本信息。

品名：　　　　　　　　　　厂家：　　　　　　　　　　标示量：

2.将不同时间药物溶出的结果填入表3-1。

表3-1　不同时间药物溶出的结果

时间/分钟	0	5	10	20	30	40	60	90	120
A									
C									
X									
$X_{校正}$									
累积溶出%									

3.以累积溶出百分率对时间作图，判定甲硝唑片溶出是否合格。

六、分析与讨论

1.结果判断　6片（个）中每片（个）的溶出量，按标示含量计算，均应不低于规定限度（Q）；除另有规定外，限度（Q）为标示含量的70%。如6片（个）中仅有1~2片（个）低于规定限度，但不低于Q-10%，且其平均溶出量不低于规定限度时，仍可判为符合规定。如6片（个）中有1片（个）低于Q-10%，应另取6片（个）复试；初、复试的12片（个）中仅有1~2片（个）低于Q-10%，且其平均溶出量不低于规定限度时，亦可判为符合规定。供试品的取用量如为2片（个）或2片（个）以上时，算出每片（个）的溶出量，均不得低于规定限度（Q）；不再复试。

2.普通片剂45分钟溶出百分率应在70%以上。

七、思考题

1.实验中，X 为什么要校正？5分钟时的 X 需要校正吗？为什么？

2.体外溶出过程与体内溶出最大的区别是什么？

（刘　阳）

技能考核评价标准

测试项目	技能要求	分值
实训准备	着装整洁，卫生习惯好 正确选择所需的材料及设备，正确洗涤	5
实训记录	正确、及时记录实验的现象、原始数据	5
实训操作	操作： （1）安装实验装置 （2）将药片放入转篮并置于人工胃液中开始计时 （3）规定时间取样	25
	定量方法： （1）取样后进行过滤，取3 ml滤液用人工胃液稀释至50 ml （2）在277 nm处测定甲硝唑的紫外吸光度	20
	溶出曲线的制备： （1）计算相应数据 （2）绘制溶出曲线	15
	由溶出曲线比较30分钟溶出度合格否	15
清场	按要求清洁仪器设备、实验台，摆放好所用药品	5
实训报告	实验报告工整，项目齐全，结论准确，并能针对结果进行分析讨论	10
合计		100

实训四　外翻肠囊法测定硫酸锌肠吸收

一、实训目的

1. **掌握**　外翻肠囊法的实验方法；药物透过系数 P 的计算方法。
2. **熟悉**　影响不同肠道吸收差异的因素。
3. **了解**　胃肠道吸收的离体法。

二、实训原理

研究药物在胃肠道吸收的离体法主要包括组织流动室法、外翻肠环法、外翻肠囊法等。外翻肠囊法操作方法简单，重现性好，可以测定药物在不同肠段的吸收差异，由于浆膜侧体积相对较小，便于检测难溶性药物的吸收。但该法需注意不宜操作时间过长，以2小时内为宜。试验时，翻转肠囊的方法及实验条件等诸多因素均会引起肠黏膜的破坏，选择一种合适的方法评价肠黏膜活性是关键，目前多采用显微镜法、乳酸脱氢酶法和葡萄糖吸收试验等方法。采用药物的渗透系数 P_{app} 来评价药物从肠黏膜侧到浆膜侧的转运速率，药物的渗透系数计算方程如下：

$$P_{app}(cm/s) = \frac{dQ/dt}{AC_0} \tag{4-1}$$

式中，dQ/dt 为单位时间药物转运量（μg/s），A 为小肠黏膜的表面积（cm^2），C_0 为供药池中药物的初始浓度（μg/ml）。小肠是药物胃肠道给药的主要吸收部位，由十二指肠、空肠和回肠组成。小肠黏膜上分布有许多环状褶襞和绒毛突起，极大地增加了与药物接触的巨大表面积，达200 m^2 左右，同时，小肠绒毛内含有丰富的毛细血管和乳糜淋巴管，因而小肠是药物吸收的主要部位。大肠的黏膜上有皱纹但没有绒毛，有效吸收表面积比小肠小。在数据处理过程中，由于各肠段的实际吸收面积无法测量，以肠内腔圆筒形面积（浆膜侧面积）进行计算。这样，P 的结果会偏大。但作为表观指标进行药物在各肠断渗透吸收的横向比较是可以的。

三、仪器与材料

1.仪器　恒温水浴锅、离心机、广口瓶、注射器、移液管、离心管、玻璃管、电子天平、滴定管、微孔滤膜等。

2.材料　20%乌拉坦溶液、硫酸锌、Krebs-Ringer小肠营养液、乙二胺四醋酸二钠、铬T指示剂、氨-氯化铵缓冲液等。

3.动物　SD大鼠，体重约200 g，禁食过夜。

四、实训内容

（一）试液配制

1. Krebs-Ringer 小肠营养液（pH 7.4，简称K-R液）　每1000 ml蒸馏水中含有氯化钠7.80 g，氯化钾0.35 g，氯化钙0.37 g，碳酸氢钠1.37 g，磷酸二氢钠0.32 g，氯化镁0.22 g，葡萄糖1.4 g。

2.含锌供试液　取250 ml K-R液，加入2.5 g $ZnSO_4$配成10 mg/ml的含锌供试液。同法配制20 mg/ml、40 mg/ml的含锌供试液。

（二）实训过程

1.外翻肠囊制备　实验前大鼠禁食过夜，仰卧放置，腹腔注射20%乌拉坦溶液，剂量按照0.4 ml/100 g。沿腹中线打开腹腔，取出各肠段：十二指肠为幽门下1 cm处开始；空肠段为自幽门15 cm处开始；回肠段为自盲肠上行20 cm处开始；结肠段为紧邻盲肠至直肠，均取10 cm左右。去除肠系膜和浆膜层外面的脂肪组织，用K-R液冲洗肠段内残余的内容物。将洗净的肠段放在干净的滤纸上，吸去肠浆膜面的液体。用细线结扎一端（肠肛侧端），用玻璃棒小心翻转，使黏膜侧向外，再用K-R营养液洗净，吸干表面，将小肠未结扎一端固定于取样玻璃管。

2.硫酸锌外翻肠囊吸收过程　用注射器从取样玻璃管口向肠内注入K-R液，充满肠腔。结扎肠囊的另一端，即成一段外翻肠囊。结扎后小心去除肠囊两端多余的组织。将整个肠囊垂直放入250 ml含锌供试液（10 mg/ml、20 mg/ml、40 mg/ml）的容器中，向内持续充入95% O_2和5% CO_2的混合气体，每分钟大约30~40个气泡。整个广口瓶置于37 ℃恒温水浴中。装置见图4-1。分别于0.5、1.0、1.5、2.0、3小时吸取受药体系溶液2 ml，同时补充等量的K-R液。

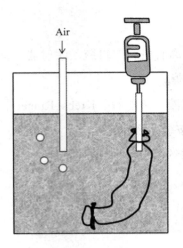

图4-1 外翻肠囊法示意图

3.硫酸锌的含量测定 样品离心处理，取上清液微孔滤膜过滤，取滤液 1 ml，加水 30 ml 溶解后，加氨-氯化铵缓冲液（pH 10.0）10 ml 与铬 T 指示剂少许，用乙二胺四醋酸二钠滴定液（0.05 mol/L）滴定至溶液由紫红色转变为纯蓝色。每 1 ml 乙二胺四醋酸二钠滴定液（0.05 mol/L）相当于 14.38 mg 的 $ZnSO_4 \cdot 7H_2O$。

五、实训结果

1.计算不同浓度的硫酸锌在大鼠不同肠段的渗透系数，记录在表4-1中。

表4-1 硫酸锌外翻肠囊吸收渗透系数 P_{app}（cm/s）实验结果

浓度（mg/ml）	十二指肠 P_{app}	空肠 P_{app}	回肠 P_{app}	结肠 P_{app}
10				
20				
40				

2.绘制硫酸锌在大鼠不同肠段的累积渗透量曲线，比较十二指肠、空肠、回肠和结肠的渗透系数大小，说明在大鼠离体各肠段硫酸锌是否有吸收，各肠段的表观渗透系数与浓度的关系。

六、分析与讨论

1.外翻肠囊保持完整，内容物、脂肪组织等需清洗干净，否则影响实验结构，如肠囊破损，应丢弃，重新更换才能实验。

2.保持37℃恒温水浴，避免温度变化带来较大影响。

七、思考题

1.取样时间延长，会对渗透系数有影响吗？会有怎样的影响？

2.是否可以通过表观渗透系数来证明药物吸收是几级速率过程？

（刘　　阳）

技能考核评价标准

测试项目	技能要求	分值
实训准备	着装整洁，卫生习惯好 正确选择所需的材料及设备，正确洗涤	5
实训记录	正确、及时记录实验的现象、原始数据	5
实训操作	操作： （1）制备合格的外翻肠囊，完整、无杂组织、清洗干净 （2）肠囊两端扎紧，灌液后不漏液 （3）在规定的时间内定时、定位取样，及时补液	25
	定量方法： （1）试液配制过程定量准确，操作熟练 （2）硫酸锌的含量测定中滴定操作熟练，判断终点准确	20
	累积渗透量曲线： （1）计算相应数据 （2）绘制累积渗透量曲线	15
	比较渗透系数大小，说明各肠段是否有吸收，各肠段的表观渗透系数与浓度的关系	15
清场	按要求清洁仪器设备、实验台，摆放好所用药品	5
实训报告	实验报告工整，项目齐全，结论准确，并能针对结果进行分析讨论	10
合计		100

实训五　肠灌流法测定磺胺嘧啶大鼠在体小肠吸收

一、实训目的

1.**掌握**　大鼠在体小肠吸收的实验方法；药物吸收速度常数 k_a 和每小时吸收率的计算方法。

2.**熟悉**　大鼠处理方法。

3.**了解**　胃肠道吸收的在体法。

二、实训原理

小肠是药物胃肠道给药的主要吸收部位，由十二指肠、空肠和回肠组成。小肠黏膜上分布有许多环状褶襞和绒毛突起，极大地增加了与药物接触的表面积，达200 m^2 左右，同时，小肠绒毛内含有丰富的毛细血管和乳糜淋巴管，因而小肠是药物吸收的主要部位。大多数药物以被动扩散方式在小肠吸收。被动扩散可用Fick第一定律来定量描述。该定律指出，扩散速度（dC/dt）正比于膜两侧的浓度差（ΔC），因此有：

$$-\frac{dC}{dt} = k_a \Delta C = k_a (C - C_b) \qquad （5-1）$$

式中，C 为消化道中药物浓度，C_b 为血液中药物浓度，k_a 为吸收速度常数，其值大小取决于药物的扩散常数，吸收膜的厚度与面积，及药物的透膜性。胃肠道吸收的生物学过程包括这样一个系统，即药物从胃肠道屏障的一侧（吸收部位）向另一侧（血液）扩散。因为进入血液的药物很快分布到全身，故与吸收部位比较，血中药物浓度维持在很低的水平。对于胃肠道而言说，血液的作用犹如一个"漏槽"，因此，$C \gg C_b$，并且在整个吸收相保持很大的浓度梯度，则 $\Delta C \approx C$，于是公式5-1简化为：

$$-\frac{dC}{dt} = k_a C \qquad （5-2）$$

此为一级速度方程式的标准形式。胃肠道按一级动力学从溶液中吸收大多数药物。

用消化液中药物量的变化（dX_a/dt）表示扩散速度，则：

$$-\frac{dX_a}{dt} = k_a X \tag{5-3}$$

将（5-3）式积分，并在方程两侧同取对数。

$$\ln X_a = \ln X_a(0) - k_a t \tag{5-4}$$

式中，X_a 为消化液中药物量，X_a（0）为零时刻消化液中药物量，k_a 为药物吸收速度常数。以 $\ln X_a$ 对 t 作图得一条直线，其斜率为药物在小肠中的吸收速度常数（k_a）。

三、仪器与材料

1. 仪器 蠕动泵、恒温水浴锅、分光光度计、手术剪、止血钳、乳胶管、烧杯、固定板。

2. 材料 20%乌拉坦溶液、Krobs-Ringer试液、磺胺嘧啶、0.1% $NaNO_2$ 液、0.5%氨基磺酸铵溶液、0.1%萘乙胺溶液、0.2 mol/L NaOH、1 mol/L HCl、生理盐水。

3. 动物 SD大鼠，雄性，体重约200 g。

四、实训内容

（一）试液配制

1. Krebs-Ringer小肠营养液（pH 7.4，简称K-R液） 每1000 ml蒸馏水中含有氯化钠7.80 g，氯化钾0.35 g，氯化钙0.37 g，碳酸氢钠1.37 g，磷酸二氢钠0.32 g，氯化镁0.22 g，葡萄糖1.4 g。

2. 含药供试液 取100 ml K-R液，加入2 mg磺胺嘧啶、2 mg酚红配成含药供试液。

3. 酚红溶液 取50 ml K-R液，加入1 mg酚红配成酚红溶液。

（二）实训过程

1. 在体小肠准备 实验前大鼠禁食过夜，自由饮水，称重，仰卧放置，腹腔注射20%乌拉坦溶液，剂量按照0.4 ml/100 g。固定，沿腹中线打开腹腔，约3厘米长。自十二指肠上部及回肠下部各剪开一个小口，各插入直径为0.5 cm的玻璃管，用线扎紧，并用37 ℃的生理盐水将小肠内容物冲洗干净，然后将大鼠串联到循环装置中（图5-1）。

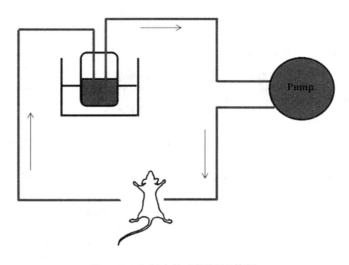

图5-1　大鼠在体小肠回流装置

2.磺胺嘧啶在体吸收过程　取85 ml含药供试液加入循环装置的烧瓶中，开动蠕动泵，以5 ml/min的流速循环10分钟后流速调至2.5 ml/min。自烧瓶中取样1.5 ml（1 ml、0.5 ml各一份）为药物和酚红零时间样品，并补加2 ml酚红溶液。之后每隔15分钟取样，取一份1 ml样品和一份0.5 ml样品，同时补加酚红溶液。

3.磺胺嘧啶的含量测定　取样品1 ml，加入1 mol/L HCl 5 ml，加入0.1% $NaNO_2$ 1 ml，摇匀，放置3分钟，加入0.5%氨基磺酸铵1 ml，摇匀，放置3分钟。加入0.1%萘乙胺2 ml，摇匀，放置20分钟。在550 nm处测定吸收度。

4.参比溶液的配制　取1 ml供试液按磺胺嘧啶的定量方法但不加萘乙胺显色剂。

5.磺胺嘧啶标准曲线的制备　精密称取磺胺嘧啶标准品10 mg，置100 ml容量瓶中，以蒸馏水溶解并稀释至刻度，使成100 μg/ml的标准溶液。取标准溶液适量，稀释至20 μg/ml的工作液，分别吸取2 ml、4 ml、6 ml、8 ml、10 ml于10 ml容量瓶中，加蒸馏水至刻度。从上述溶液中各吸取1 ml按磺胺嘧啶的含量测定方法测定吸收度，并绘制标准曲线。

6.酚红的含量测定　样品0.5 ml，加入0.2 mol/L NaOH 5 ml，摇匀，在555 nm测定吸收度。酚红的参比溶液为0.2 mol/L NaOH。

7.酚红的标准曲线的制备　精密称取酚红100 mg，置1000 ml容量瓶内，加1%Na_2CO_3溶液溶解并稀释至刻度，制成100 μg/ml的标准溶液。取1 ml、2 ml、3 ml、4 ml、5 ml、6 ml的标准溶液于10 ml容量瓶中，加蒸馏水至刻度。自上述各溶液中吸取0.5 ml，按酚红的定量方法测定吸收度，并绘制标准曲线。

五、实训结果

1.将实验数据填入表5-1中。

表5-1　磺胺嘧啶在体小肠吸收数据

取样时间（小时）	磺胺嘧啶吸光度	磺胺嘧啶浓度	酚红吸光度	酚红浓度	供试液体积	剩余药量
循环前	A_0	C_0	A_0'	C_0'	$V_0=85$ ml	$P_0=85 \times C_0$
0	A_1	C_1	A_1'	C_1'	$V_1=\dfrac{C_0' V_0}{C_1'}$	$P_1=C_1 V_1$
0.25	A_2	C_2	A_2'	C_2'	$V_2=\dfrac{(V_1-1.5)C_1'+40}{C_2'}$	$P_n=C_n V_n+1.5\sum\limits_{i=1}^{n-1}C_i$
0.5	A_3	C_3	A_3'	C_3'	$V_3=\dfrac{(V_2-1.5)C_2'+40}{C_3'}$	$P_3=C_3 V_3+1.5(C_1+C_2)$
…	…	……	……	…	……	…
t_n	A_n	C_n	A_n'	C_n'	$V_n=\dfrac{(V_{n-1}-1.5)C_{n-1}'+40}{C_n'}$	$P_n=C_n V_n+1.5\sum\limits_{i=1}^{n-1}C_i$

2.计算剩余药量，以剩余药量的对数对时间作图，求出吸收速度常数 k_a，每小时吸收率（%）。

$$每小时吸收率（\%）=\frac{零时间剩余药量-60分钟剩余药量}{零时间剩余药量}\times100\% \qquad （5-3）$$

六、分析与讨论

1.由于酚红不被小肠吸收，可用于测定水被小肠吸收的量。

2.串联小肠到循环前，先将小肠捋顺，确保无死结。小肠很细，小肠两端插上玻璃管后再洗涤非常容易堵塞，应先将十二指肠端插上玻璃管，回肠端找好后先用线扎紧，然后在扎线处切个小口。生理盐水（37℃）从十二指肠端插管处注入，洗涤内容物至净，充分洗净后送入空气，使洗涤液尽量流尽，再在回肠端切口处插上玻璃管。加药物时不要太快，以免涨破小肠。

3.插玻璃管时应注意方向，在十二指肠端向下插，回肠端向上插，以构成回路。

4.磺胺嘧啶的含量测定，加入氨基磺酸钠后要充分振摇至无气泡发生。

5.由于小肠黏膜多皱襞，绒毛及微绒毛结构，因此很难测定吸收性黏膜的真实表面积。大多数情况是根据膜表面积求单位表面积的吸收。

七、思考题

1.小肠作为药物胃肠道吸收的最佳部位，都有哪些优势？

2.影响本实验的关键因素有哪些？在操作中应该注意哪些问题？

（刘　阳）

技能考核评价标准

测试项目	技能要求	分值
实训准备	着装整洁，卫生习惯好 正确选择所需的材料及设备，正确洗涤	5
实训记录	正确、及时记录实验的现象、原始数据	5
实训操作	操作： （1）制备合格的在体小肠，完整、顺畅、清洗干净 （2）肠囊两端扎紧，灌液后不漏液 （3）规定时间定时定位取样，及时补液	25
	定量方法： （1）试液配制过程定量准确，操作熟练 （2）磺胺嘧啶的含量测定准确 （3）酚红的含量测定准确	20
	溶出曲线的制备： （1）计算相应数据 （2）绘制剩余药量的对数对时间的曲线	15
	求出吸收速度常数 k_a，每小时吸收率（%）	15
清场	按要求清洁仪器设备、实验台，摆放好所用药品	5
实训报告	实验报告工整，项目齐全，结论准确，并能针对结果进行分析讨论	10
合计		100

实训六 剂型因素对水杨酸软膏体外释药性能的影响

一、实训目的

1.**掌握** 非口服给药制剂体外模拟吸收研究方法——软膏剂中药物释放的测定。
2.**熟悉** 不同基质中药物加入的方法及软膏剂的质量评定方法。
3.**了解** 软膏剂不同基质对药物释放的影响。

二、实训原理

软膏剂是药物与适宜基质均匀混合制成的外用半固体剂型。基质在软膏中所占比例较大，除了起赋形剂的作用外，还对软膏剂的质量有一定的影响。

软膏基质可分为三类。①油脂性基质：包括烃类、类脂及动植物油脂。除凡士林等个别品种可单独作软膏基质外，大多数情况是几种基质混合搭配使用，以满足软膏剂的要求。②乳剂型基质：由油溶性成分、水（水溶性成分）和乳化剂制备而成。③水溶性及亲水性基质：由天然或合成的高分子水溶性物质制成。常用的有甘油明胶、淀粉甘油、纤维素衍生物及聚乙二醇等。本实验采用不同类型的软膏基质制成不同类型的水杨酸软膏。

软膏剂发挥疗效的首要条件是基质中的药物应当以适宜的速度和足够的量释放到达皮肤表面，因此药物从基质中的释放是评价软膏剂质量的重要因素之一。通过研究药物从基质中的释放可评价不同软膏基质的优劣。

本实验用的琼脂扩散法常作为药物从基质中释放的体外试验测定法。实验时，将软膏涂在含有指示剂的琼脂凝胶表面（琼脂凝胶为扩散介质），放置一段时间后，药物与指示剂产生的色层高度作为比较药物从基质中的释放速度指标。扩散距离与时间的关系可用lockie的经验式表示：

$$y^2 = KX \tag{6-1}$$

式中，y 为扩散距离（mm），X 为扩散时间（小时），K 为扩散系数（mm²/h）。以不同时间呈色区的高度的平方 y^2 对扩散时间 X 作图，应得一条通过原点的直线，此直线的斜率即为 K，K 值反映基质释药能力的强弱。

三、仪器与材料

1.仪器 试管、烧杯、蒸发皿、软膏刀、乳钵、短玻璃管、电子天平、紫外分光光度计等。

2.材料 水杨酸、羊毛脂、凡士林、硬脂酸、液状石蜡、琼脂凝胶、硫酸纸等。

四、实训内容

（一）软膏的制备

1.单软膏

【处方】

水杨酸	0.5 g
羊毛脂	0.5 g
石蜡	1 g
凡士林	8.5 g

【制法】取石蜡在水浴上加热溶化后，逐渐加入羊毛脂与凡士林继续加热，使完全熔和，不断搅拌至冷，备用。另取乳钵，加研细的水杨酸0.5 g，分次加入以上基质9.5 g，研匀，即得单软膏。

2.O/W型乳剂型基质软膏

【处方】

水杨酸	0.5 g
硬脂酸	1.8 g
凡士林	2.0 g
液状石蜡	1.2 ml
月桂硫酸钠	0.2 g
甘油	0.1 ml
蒸馏水	15 ml

【制法】取油相成分（硬脂酸、凡士林、液状石蜡）置蒸发皿中，于水浴加热至80℃；另取水相成分（月桂硫酸钠、甘油、蒸馏水）于小烧杯中，水浴加热至80℃，在等温下将水相成分以细流状加入油相成分中，在水浴上继续加热搅拌10分钟，然后在室温下继续搅拌至冷凝，备用。另取乳钵，加研细的水杨酸0.5 g，分次加入以上基

质 9.5 g，研匀，即得 O/W 型乳剂型基质软膏。

3.水溶性基质软膏

【处方】

水杨酸	0.5 g
淀粉	1.0 g
甘油	8.0 ml
蒸馏水	2.0 ml

【制法】取淀粉加溶水混匀，再加入甘油于水浴上加热使充分糊化，备用。另取乳钵，加研细的水杨酸 0.5 g，分次加入以上基质 9.5 g，研匀，即得水溶性基质软膏。

4.凡士林软膏

【处方】

水杨酸	0.5 g
凡士林	9.5 g

【制法】取研细的水杨酸 0.5 克，于乳钵中，分次加入凡士林 9.5 克，即得。

（二）药物释放试验

方法一　用琼脂凝胶测定药物的释放

1.林格溶液的配制

氯化钠	0.85 g
氯化钾	0.03 g
氯化钙	0.048 g
蒸馏水	加至 100 ml

2.含指示剂的琼脂凝胶的制备　称取琼脂 2 g 加入 100 ml 林格溶液中，水浴加热溶解，趁热用纱布过滤去除悬浮杂质，冷却至 60 ℃，加入 $FeCl_3$ 试液 3 ml（按照《中国药典》规定配制），混匀，立即沿壁倒入内径一样的 4 支小试管内（试管长约 10 cm），注意不要产生气泡，每管上端留 1 cm 空隙供填装软膏，直立静置至室温冷成凝胶。

3.软膏释药试验　在装有琼脂的试管上端空隙处，用软膏刀将制成的 4 种水杨酸软膏分别填装入内，填装时注意软膏应与琼脂表面紧密接触，并装至与试管口齐平。装完后直立放置并分别于 0.5、1、2、3 小时观察和测定呈色区的高度并记录。

方法二　用玻璃纸代替凝胶测定吸光度

（1）取4支内径约为2 cm的短玻璃管，将上述制得的4种水杨酸软膏分别装填于内（装填高度均为2 cm）。在玻璃管的软膏端用玻璃纸封口并用线绳扎紧，将玻璃管开口朝上直立，使玻璃纸与软膏之间紧密贴合，无气泡。

（2）将上述短玻璃管的封贴玻璃面向下置于装有100 ml、37℃蒸馏水的大试管中，（大试管置于37℃±1℃的恒温水浴中）定时取样，每次取5 ml，并同时补加5 ml蒸馏水，测定样品中水杨酸含量。

（3）水杨酸的含量测定　取各时间的样品液5 ml，加入三氯化铁1 ml，另取蒸馏水5 ml，加显色剂1 ml作为空白。在530 nm波长下测其吸光度，以吸光度对时间作图，即可得到该基质的水杨酸软膏的释放曲线。

五、实训结果

1.将方法一的数据记录和处理，填入表6-1。

表6-1　不同基质软膏扩散的结果

扩散时间（h）	显色区高度（mm）			
	软膏类型			
	1	2	3	4
0.5				
1				
2				
3				
K				

根据实验所得数据，用呈色区高度（即扩散距离y）的平方为纵坐标，时间为横坐标作图，拟合一直线，求此直线的斜率即为扩散系数K，填入上表，K值大释药快。从测得不同软膏的扩散系数K，比较各软膏基质的释药能力。

2.将方法二的数据记录和处理，填入表6-2。

表6-2　不同基质不同时间水杨酸的吸光度

时间（min）	吸光度			
	单软膏	O/W型乳剂型基质软膏	水溶性基质软膏	凡士林软膏
10				
20				

续表

时间（min）	吸光度			
	单软膏	O/W 型乳剂型基质软膏	水溶性基质软膏	凡士林软膏
30				
40				
50				
60				
70				
80				
90				
120				

以释药量对时间作图，得不同基质的水杨酸软膏的释放曲线，讨论四种基质中药物释放速度的差异。

六、分析与讨论

1.采用乳化法制备W/O型或O/W型乳剂基质时，油相和水相应分别于水浴上加热并保持温度在80 ℃，然后将水相缓缓加入油相溶液中，边加边按顺向搅拌。若不是沿一个方向搅拌，往往难以制得合格的乳剂基质。

2.加入水杨酸时，基质温度宜低，以免水杨酸挥发；另外，温度过高下加入，当冷凝后常会析出粗大的药物结晶；制备中应避免与金属器具接触以防水杨酸变色。

3.体外释药试验是模拟人体条件进行的，但体外试验条件与实际应用情况差异还是较大，因此体外测定数据有一定的局限性。体外模拟实验多数是比较性的，可以为选择软膏剂基质提供一定程度的参考。

七、思考题

1.实验中为什么要求软膏应与玻璃纸紧密贴合？

2.在测定吸光度取样品的时候取出 5 ml 液体为什么要加入 5 ml 蒸馏水？

（韦丽佳）

技能考核评价标准

测试项目	技能要求	分值
实训准备	着装整洁，卫生习惯好 正确选择所需的材料及设备，正确洗涤	5
实训记录	正确、及时记录实验的现象、原始数据	5
实训操作	操作： （1）制备4种软膏 （2）软膏分别填充封口 （3）规定时间取样	30
	定量方法： （1）取样后加三氯化铁、加显色剂并补液 （2）在530 nm处测定水杨酸的吸光度	15
	释药曲线的制备： （1）记录相应数据 （2）绘制释药曲线	15
	由释药曲线比较4种不同软膏基质的释药速度	15
清场	按要求清洁仪器设备、实验台，摆放好所用药品	5
实训报告	实验报告工整，项目齐全，结论准确，并能针对结果进行分析讨论	10
合计		100

实训七　水杨酸软膏经皮渗透系数的测定

一、实训目的

1. **掌握**　非口服给药经皮渗透法测定软膏中药物的释药速率。
2. **熟悉**　药物经皮渗透实验中数据的处理方法。
3. **了解**　经皮渗透试验中皮肤的处理方法。

二、实训原理

药物通过皮肤（或人工膜）渗透的体外实验是经皮给药系统必不可少的研究步骤。通过实验可以预测药物经皮吸收的速度，还可以研究介质、处方组成和经皮吸收促进剂等因素对药物经皮速度的影响，可作为评价经皮制剂有效性和安全性的一项重要指标。

实验时需将剥离并处理过的皮肤（或人工膜）夹在扩散池中，角质层朝向供给室，药物置于供给室中。在一定的时间间隔内测定皮肤另一侧即接受室内介质中药物的浓度，计算药物通过单位面积皮肤的速率，分析药物经皮肤渗透的动力学情况。

皮肤由角质层、表皮、真皮、皮下组织等组成。药物涂于皮肤表面后向内渗透，经表皮到达真皮，真皮内丰富的毛细血管使药物能很快地吸收进入体循环。因此，药物在皮肤内表面的浓度很低，符合所谓"漏槽"条件，药物的浓度接近于零。在体外实验条件下，如果涂于皮肤表面的药物浓度不变，而接受介质中的药物满足漏槽条件，即接受室中的药物浓度远远小于供给室中的药物浓度。

如果以 t 时刻药物通过皮肤的累积量 M 对时间作图，则在达到稳态后可得到一条直线，直线的斜率为药物的稳态流量（稳态经皮吸收速度）。实验时可将皮肤看作简单的膜，用Fick扩散定律分析药物在皮肤内的渗透行为，药物的稳态流量 J 与皮肤中的药物浓度梯度成正比，可以用下式表示：

$$J = A\frac{\mathrm{d}M}{\mathrm{d}t} = A\frac{DK}{h}(C_0 - C_t) \tag{7-1}$$

式中，A 为药物的有效扩散面积，D 为药物在皮肤中的扩散系数，K 为药物在皮肤/介质中的分配系数，h 为药物在皮肤中的扩散路径，C_0 为供给室中药物的浓度，C_t 为 t 时刻时接受室中药物的浓度。

根据"漏槽"条件，接受室中的药物浓度远远小于供给室中的药物浓度，即 $C_0 \gg C_t$，则式（7-1）可以改写为

$$J = A \frac{\mathrm{d}M}{\mathrm{d}t} = A \frac{DK}{h} C_0 \qquad (7-2)$$

对于特定的皮肤和介质而言，D、K 和 h 均为常数，所以可以令 $\frac{DK}{h} = P$，P 称为渗透系数。则式（7-2）可写作：

$$J = APC_0 \qquad (7-3)$$

渗透系数是扩散阻力的倒数，单位为 cm/s 或 cm/h。其大小由 D、K 和 h 所决定，与药物浓度无关。因此，P 值越大，表示药物越容易透过皮肤。根据求得的稳态流量、供给室中药物的浓度和有效扩散面积，即可求得药物的经皮渗透系数。

这种方法计算较复杂，需要绘制标准曲线并进行线性回归。因此也可采用下列方法。

药物的经皮渗透是被动扩散过程，在维持皮肤两侧恒定的药物梯度条件下，药物扩散达到伪稳态时，单位面积透皮药量 Q 与扩散时间 t 符合下式：

$$Q = kt \qquad (7-4)$$

式中，k 为渗透系数，可以通过伪稳态时 Q 对 t 作图所得直线斜率求得。

三、仪器与材料

1. 仪器　扩散池、试管、电子天平、紫外分光光度计等。

2. 材料　水杨酸软膏、硫酸铁铵、家兔等。

四、实训内容

1. 离体家兔皮肤的制备　取 2 kg 家兔一只，处死，剪去腹、背部绒毛，剥取腹、背部皮肤，刮除皮下脂肪组织，用生理盐水洗净，备用。

2. 渗透扩散装置　如图 7-1 所示安装扩散池。取相同部位（腹部或背部）皮肤剪成大小适宜的四块，分别固定在供给室与接受室之间，在接受室中注入生理盐水使取样管

液面高出皮肤，记录加入的液量。开启电磁搅拌器和恒温水浴（37℃），保持恒速、恒温，在供给室内填装入水杨酸软膏，注意与皮肤角质层应紧密接触，不留空隙。记录装入时间，分别在30、60、90、120、180、240、360、480分钟时各吸取5 ml于100 ml刻度试管中，注意每次取样5 ml，都需同时在接受室中补充新鲜生理盐水5 ml。

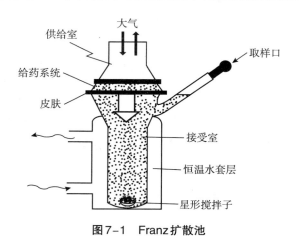

图7-1　Franz扩散池

3. 含量测定　向装有5 ml接受液的刻度试管中加入1 ml硫酸铁铵显色液，混匀。以5 ml纯化水加1 ml显色液作空白液，在波长530 nm处测定并记录吸收度。以累积吸收度对时间作图，伪稳态段斜率即为渗透系数k。

五、实训结果

1.数据的记录

表7-1　不同基质软膏的累积吸收度

时间（h）	累积吸收度			
	油脂性基质	O/W 型乳剂基质	W/O 型基质	水溶性基质
1.0				
2.0				
3.0				
4.0				
6.0				
8.0				

2.数据的计算　累积吸收度值可按下式计算：

$$E = E_i + \frac{5}{V} \sum E_{i-1}$$

（7-5）

式中，E 为累积吸收度；E_i 为取样时测得的吸收度；V 为接受液体积，ml。

六、分析与讨论

1.同一组软膏的经皮渗透实验应尽量使用相同部位的皮肤（即同时使用背部或腹部皮肤），不宜交错使用。因为皮肤部位不同，角质层厚度不同，会直接影响到实验结果的准确性。

2.向接受室内灌注生理盐水时，应注意将室内的空气全部驱除以避免气泡吸附在皮肤内侧而减少实际扩散面积。磁力搅拌器转速应以能均匀混合液体为宜，转速太快会形成漩涡，减少扩散面积，转速太慢则不足以使接受室溶液混合。

3.实验中直接以吸收度代替浓度计算渗透系数是因为溶液在 530 nm 波长处的吸收度与浓度存在正比关系，从而简化了标准曲线的制作和计算。计算药物透皮量，仅需要测定标准溶液在 530 nm 波长的吸收度即可。

七、思考题

1.影响药物透皮吸收的生理因素有哪些？
2.影响药物透皮吸收的剂型因素有哪些？

（韦丽佳）

技能考核评价标准

测试项目	技能要求	分值
实训准备	着装整洁，卫生习惯好 正确选择所需的材料及设备，正确洗涤	5
实训记录	正确、及时记录实验的现象、原始数据	5
实训操作	操作： （1）安装实验装置 （2）将软膏装填入供给室中开始计时 （3）规定时间取样	25
	定量方法： （1）取样后加入显色液混匀，并向接受室中补液5 ml （2）在530 nm处测定吸光度并记录	15
	作图： （1）计算相应数据 （2）以累计吸收度对时间作图	20
	求得伪稳态段斜率	15
清场	按要求清洁仪器设备、实验台，摆放好所用药品	5
实训报告	实验报告工整，项目齐全，结论准确，并能针对结果进行分析讨论	10
合计		100

实训八 磺胺噻唑钠组织分布测定

一、实训目的

1. **掌握** 磺胺噻唑钠体外研究方法——组织分布测定。
2. **熟悉** 磺胺类药物紫外分光光度法测定原理。
3. **了解** 药物的体内分布。

二、实训原理

药物分布是指药物吸收后随血液循环到各组织间液和细胞内液的过程。药物分布取决于组织的血流量、药物对脂膜的扩散速度及药物与蛋白质的结合程度。药物要分布到药理作用靶部位才能发挥药效药物。但如果药物在某组织出现蓄积则可能产生毒性作用，所以一般药物的分布可以为药效学和安全性评价提供重要信息。通过组织分布研究，可以了解试验药物在实验动物体内的分布规律、主要蓄积器官或组织及蓄积程度等。组织分布实验通常通过给药后，于一定时间取出各组织或器官，经前处理后，用适宜的方法测定其中药物的含量。

磺胺噻唑钠为对氨基苯类化合物，在酸性溶液中可使苯环上的氨基（—NH_2）离子化生成铵类化合物（—NH^{3+}），进而与亚硝酸钠起重氮反应，产生重氮盐。此重氮盐可在酸性溶液中与显色剂胺类化合物（N-1-萘乙二胺）起偶联反应，形成紫红色的偶氮化合物。利用该呈色反应，采用分光光度法可测定出给药后不同时间不同组织中磺胺类药物的浓度。

三、仪器与材料

1. **仪器** 离心机、紫外分光光度计、分析天平、匀浆器、移液管、锥形瓶、烧杯、注射器、眼科剪刀、眼科镊子、普通中号镊子、小剪刀、手术刀片等。

2. **材料** 10%磺胺噻唑钠注射液、0.05%二盐酸、N-1-萘乙二胺、0.5%氨磺酸铵溶液、0.5%亚硝酸钠溶液、20%三氯醋酸、生理盐水等。

3.**动物**　SD大鼠，体重约200 g，实验前禁食一夜（自由饮水）。

四、实训内容

1.**标准曲线的制作**　取大鼠3只，断颈处死，收集血液至肝素化离心管中，并立即取出肝脏、肾脏及脑组织，用生理盐水冲洗干净后立即用滤纸吸干，精确称量组织重量，按1∶6加生理盐水（脑组织按1∶3）置玻璃匀浆器中进行研磨，研磨后将匀浆液倒入离心管中，3000 r/min离心10分钟，取上清液1 ml按1∶1加20%三氯醋酸沉淀蛋白，3000 r/min离心10分钟，取上清液待用。血液经3000转离心10分钟后取上层血浆待测。

精密吸取沉淀蛋白后不同组织的上清液2 ml（以2 ml蒸馏水代替上清液，其他操作同样品处理，为空白对照）各6份于干净试管中，加入磺胺噻唑钠标准溶液使肝脏、肾脏组织液中药物浓度为0.1 μg/ml、0.25 μg/ml、0.5 μg/ml、1 μg/ml、5 μg/ml、10 μg/ml，脑组织液中药物浓度为0.05 μg/ml、0.1 μg/ml、0.25 μg/ml、0.5 μg/ml、1 μg/ml、5 μg/ml，再各加入0.5%亚硝酸钠溶液0.05 ml，混合，静置3分钟后，各加入0.5%氨磺酸铵溶液1 ml，摇匀2分钟后加显色剂（0.05%二盐酸N-1-萘乙二胺）2 ml，摇匀。5分钟后用分光光度计于540 nm处测定吸收度。

2.**组织分布实验**　取大鼠3只称重，按100 mg/kg尾静脉注射10%磺胺噻唑钠注射液。于给药后5、20、120分钟时，处死大鼠，立即取出肝脏、肾脏及脑组织，用生理盐水冲洗干净后立即用滤纸吸干，精确称量组织重量。余下操作除不加标准液外，其他同标准曲线制作项下处理后，测定不同时间、不同组织中的药物吸收度。代入相应标准曲线，计算不同时间中各组织中ST的浓度。

五、实训结果

1.各组织标准曲线方程。

2.各组织中药物浓度。

表8-1　各组织中药物浓度

组织	时间（min）	A	浓度C（μg/ml）	组织中药物量（μg/g）
	5			
肝	20			
	120			

续表

组织	时间（min）	A	浓度 C（μg/ml）	组织中药物量（μg/g）
肾	5			
	20			
	120			
心脏	5			
	20			
	120			
脑	5			
	20			
	120			
血	5			
	20			
	120			

六、分析与讨论

1.药物在各组织中浓度差别说明药物在体内吸收分布的差异，对临床选用药物治疗时具有指导意义。

2.新型药物在临床试验时，通常采取血液、尿液等进行药物浓度检测，既符合伦理要求又能够科学、合理地获得药物作用的数据，组织分布测定能够提高疗效、降低毒性、指导制剂设计。

七、思考题

1.磺胺噻唑钠在大鼠肝脏、肾脏、心脏及脑组织的分布有何异同？

2.组织分布研究有何临床意义？

（张天竹）

技能考核评价标准

测试项目	技能要求	分值
实训准备	着装整洁，卫生习惯好 正确选择所需的材料及设备，正确洗涤	5
实训记录	正确、及时记录实验的现象、原始数据	5
实训操作	操作： （1）执着标准曲线 （2）给药大鼠 （3）规定时间取样	30
	定量方法： （1）取样后精确称量组织重量 （2）标准曲线制作项下处理后，测定不同时间、不同组织中的药物吸收度	15
	组织分布的测定： （1）计算相应数据 （2）绘制组织分布曲线	15
	由组织分布曲线比较药物在不同组织分布情况	15
清场	按要求清洁仪器设备、实验台，摆放好所用药品	5
实训报告	实验报告工整，项目齐全，结论准确，并能针对结果进行分析讨论	10
合计		100

实训九　药物的蛋白结合及竞争作用的研究

一、实训目的

1. **掌握**　药物蛋白结合测定的透析法。
2. **熟悉**　药物蛋白结合在药物分布过程中的重要意义。
3. **了解**　水杨酸与华法林的蛋白竞争性结合作用。

二、实训原理

药物进入血液后，一部分在血液中与血浆蛋白结合，一部分在血液中呈非结合的游离型。药物与血浆蛋白结合后，不能向组织转运，不能经肾小球滤过，只有游离型的药物才能向组织转运，并在作用部位发挥药理作用。

与血浆蛋白结合的药物和血浆中的全部药物的比例，称血浆蛋白结合率β。

$$\beta = \frac{[D_b]}{[D_b]+[D_f]} \tag{9-1}$$

式中，$[D_b]$、$[D_f]$分别为结合药物和游离药物的浓度。

常用于研究药物与血浆蛋白结合的实验方法包括超滤、凝胶过滤、平衡透析法、微透析法、动力学透析法、酶动力学法。

平衡透析法是测定药物游离浓度最常用的方法。基本原理如下：将蛋白置于一个隔室内，用半透膜将此隔室与另一室隔开。此半透膜蛋白等大分子不能通过，系统中游离药物可自由通过。当达到平衡时，半透膜两侧游离药物的浓度相等，若系统中游离药物的总量已知，则测定不含蛋白隔室中游离药物的浓度，即可推算与蛋白结合的药物量。

本实验通过平衡透析法测定华法林的蛋白结合率。将血浆蛋白与药物的混合液置于透析袋内，使药物与蛋白充分结合后，进行透析。此时游离的药物可通过透析袋自由扩散，待扩散达到平衡时，测定药物浓度，即可得到药物的蛋白结合率。本实验还采用该法观测了水杨酸和华法林的蛋白竞争性结合。

华法林为抗凝血药，表观分布容积为0.09~0.24 L/kg，血浆蛋白结合率可高达99%，属于高结合率、低分布容积的药物，此类药物容易被其他药物（如水杨酸）竞争性置换，与血浆蛋白解离，使血浆中游离药物浓度升高，容易产生不良反应。

三、仪器与材料

1.仪器 透析装置（截留分子量为8000~10000的透析袋，100 ml烧杯，磁力搅拌子）、移液管、试管、容量瓶、磁力搅拌器、紫外–可见分光光度计、离心机。

2.材料 肝素注射液、华法林（1 mg/ml）、水杨酸（10 mg/ml）、磷酸盐缓冲液（pH 7.4）、氢氧化钠溶液（0.01 mol/L）、乙醇。

3.动物 大鼠，雄性，体重约200 g。

四、实训内容

（一）供试溶液的配制

1.磷酸盐缓冲液（pH 7.4） 精密称取1.36 g磷酸二氢钾溶于79 ml 0.1 mol/L的NaOH中，加水至200 ml，即得。

2.52.9%乙醇 无水乙醇529 ml加水稀释至1000 ml即得。

3.华法林溶液（1 mg/ml） 精密称取华法林0.1 g，加0.01 mol/L的NaOH定量溶解至100 ml即得。

4.水杨酸溶液（10 mg/ml） 精密称取水杨酸1 g，用52.9%乙醇溶液稀释至100 ml即得。

（二）华法林蛋白结合率的测定

1.华法林的含量测定

（1）标准曲线的制作 精密称取华法林60 mg，加0.01 mol/L氢氧化钠溶液溶解，稀释至100 ml，分别量取0.1 ml、0.2 ml、0.3 ml、0.4 ml、0.5 ml、0.6 ml药液至试管中，依次加入0.01 mol/L氢氧化钠溶液0.9 ml、0.8 ml、0.7 ml、0.6 ml、0.5 ml、0.4 ml，磷酸盐缓冲液2 ml，混合均匀。按紫外–可见分光光度法，在320 nm的波长处测定吸收度。以吸收度对浓度进行线性回归，求得标准曲线方程。

（2）样品中华法林的测定 定时取样测定样品的紫外吸收度，通过标准曲线计算出华法林含量。

2.透析袋的预处理 将透析袋剪成适当长度（10~20 cm）的小段，结扎成袋，浸泡于纯化水中。

3.血浆的分离 离心管用肝素处理，大鼠眼底取血约4 ml至肝素管中，离心10分钟（3000 r/min），分离上层血浆备用。

4.透析 取血浆2 ml和华法林溶液0.5 ml于试管中混合，37℃静置1小时后置于透析袋中，将透析袋置（图9-1）于100 ml烧杯中，内含磷酸盐缓冲液67.5 ml，使透析袋内外液体在同一个水平，置磁力搅拌器上搅拌（30 r/min），每隔15分钟取透析液2 ml，加入0.01 mol/L NaOH溶液1 ml，按"（二）1.华法林的含量测定"项下操作，测定华法林的含量。

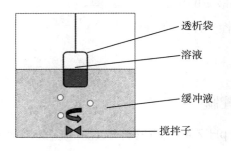

图9-1 透析装置

5.蛋白结合率的计算 连续三个时间点的药物浓度相等，说明透析已达到平衡，蛋白结合率按下式计算：

$$E_b = \frac{C_p - C_f}{C_p} \times 100\% \qquad (9-2)$$

式中，C_f为透析平衡时游离药物浓度，C_p为药物蛋白混合液平衡时药物总浓度。

（三）水杨酸对华法林蛋白结合率的影响

1.结合率的测定 取血浆2 ml，华法林溶液0.4 ml和水杨酸0.1 ml于试管中混匀，37℃静置1小时后置于透析袋中，将透析袋置于100 ml烧杯中，内含磷酸盐缓冲液67.5 ml，使透析袋内外液体在同一个水平，置磁力搅拌器上搅拌（30 r/min），每隔15分钟取透析液2 ml，加入0.01 mol/L NaOH溶液1 ml，按"（二）1.华法林的含量测定"项下操作，测定华法林的浓度。待透析达到平衡后，按式（9-2）计算华法林的蛋白结合率。

五、实训结果

1.华法林蛋白结合率实验结果与数据处理 将试验结果记录于表9-1中。

表9-1 华法林蛋白结合率实验结果

时间 t（min）	吸光度 A	测得浓度 C（μg/ml）	透析实际浓度 C'（μg/ml）
15			
30			
45			
60			
75			
90			
105			
120			

注：$C' = C \times 1.5$

2.水杨酸对华法林蛋白结合率的影响实验结果与数据处理 将试验结果记录于表9-2中。

表9-2 水杨酸对华法林蛋白结合率的影响

时间 t（min）	吸光度 A	测得浓度 C（μg/ml）	透析实际浓度 C'（μg/ml）
15			
30			
45			
60			
75			
90			
105			
120			

注：$C' = C \times 1.5$

六、分析与讨论

1.半透膜浸入透析液时应排尽膜内空气，透析达到平衡后，应先检查是否有血浆蛋白渗漏，如有，则该试验作废，应重新实验。

2.本实验采用平衡透析法进行测定，该法简单、经济、受实验因素干扰小等特点，但透析平衡时间长，可加磁力搅拌或震荡加速平衡。

3.温度对实验结果影响较大，一般采用37℃进行实验，如果药物稳定性差，加入适量的稳定剂或可采用低温。

七、思考题

实验中如何判断达到透析平衡？

（马　澂）

技能考核评价标准

测试项目	技能要求	分值
实训准备	着装整洁，卫生习惯好 实验内容、相关知识，正确选择所需的材料及设备，正确洗涤	5
实训记录	正确、及时记录实验的现象、数据	10
实训操作	按照实际操作计算游离药物浓度 按照实验步骤正确进行实验操作及仪器使用	10
	华法林蛋白结合率： （1）透析袋处理正确 （2）溶液的配制正确 （3）标准曲线符合规定 （4）透析装置使用正确 （5）测定结果数据处理正确	40
	水杨酸对华法林蛋白结合率的影响： （1）紫外-可见分光光度计使用正确 （2）测定结果数据处理正确	10
实训结果	准确记录实训结果，原始记录整洁、无涂改	10
清场	按要求清洁仪器设备、实验台，摆放好所用药品	5
实训报告	实验报告工整，项目齐全，结论准确，并能针对结果进行分析讨论	10
合计		100

实训十 以睾酮为探针测定大鼠肝微粒体酶 CYP3A4的酶活性

一、实训目的

1.掌握 利用肝微粒体进行药物体外代谢及估算代谢参数 V_{max} 和 K_m 的方法。

2.熟悉 体外肝代谢的方法理解药物代谢的概念和意义。

3.了解 药物代谢的概念和意义，药物代谢抑制的概念和作用，代谢抑制剂对药物代谢参数 V_{max} 和 K_m 的影响。

二、实训原理

药物被机体吸收后，在体内各种酶以及体液环境作用下，其化学结构发生改变的过程即为药物代谢，又称生物转化。药物代谢是大多数药物及其他外源性物质的体内主要消除途径。药物代谢主要在肝脏中进行。其中的微粒体酶在大多数药物代谢中起主导作用，而微粒体酶中的细胞色素 P450（cytochrome P450，CYPs），是哺乳动物体内最重要的代谢酶家族，主要存在于多种细胞（尤其是肝、肺、肠、肾）的微粒体中，在外源性化合物（包括药物和毒物）的生物转化中起着十分重要的作用。每种酶的亚族都具有底物选择性的特殊功能。

药物代谢研究方法可分为体外法和体内法。体外法有很多模型，如S9片段、肝微粒体法、离体肝灌流法、肝细胞培养法、肝细胞和肝组织切片法、重组代谢酶，其中肝微粒体是目前应用最多的体外模型，适用于细胞色素 P450 参与的代谢研究。借助制备的肝微粒体，加入有氧化型烟酰胺腺嘌呤二核苷酸磷酸（NADP）、葡萄糖-6-磷酸，葡萄糖-6-脱氢酶及氯化镁组成的还原型烟酰胺腺嘌呤二核苷酸磷酸（NADPH）产生系统，即可启动药物代谢反应，在体外进行各种与药物代谢有关的研究。

药物代谢是酶促反应，米氏方程（见式10-1）表示一个酶促反应的起始速度与底物浓度关系的速度方程。在酶促反应中，在低浓度底物情况下，反应相对于底物是一级反应；而当底物浓度处于中间范围时，反应（相对于底物）是混合级反应。当底物浓度增加时，反应由一级反应向零级反应过渡。

$$V = \frac{V_m \times C}{K_m + C} \qquad (10\text{-}1)$$

式中，V、C、K_m、V_m分别为反应初速度、底物浓度、表观米氏常数和最大代谢速度。

上式两边同时取倒数，可得Lineweaver–Burk方程，也称为双倒数方程：

$$\frac{1}{V} = \frac{K_m}{V_m} \times \frac{1}{C} + \frac{1}{V_m} \qquad (10\text{-}2)$$

上式表明，$\frac{1}{V}$与$\frac{1}{C}$之间有线性关系，可根据截距和斜率求得V_m和K_m；也可直接用初始反应速度与底物浓度，进行米氏方程嵌合，求得V_m和K_m。

药物代谢酶的活性会受到很多因素的影响，有可能发生酶的诱导和抑制。有些药物能够使某些药物代谢酶过量生成，从而促进自身或其他药物的代谢，这种现象被称为酶诱导作用。而有些药物对代谢酶具有抑制作用，使其他药物代谢减慢，作用时间延长，导致药理活性或毒副作用增强。抑制作用根据对代谢参数V_m和K_m的影响，可逆性药物代谢抑制可分为竞争性代谢抑制、非竞争性代谢抑制和反竞争性代谢抑制。竞争性代谢抑制是指抑制剂和底物结构有一定的相似性，与底物共同竞争相同的结合部位，会增加底物代谢的K_m，但对V_m无影响；非竞争性抑制是指抑制剂和酶的其他部位结合，也能和酶–底物复合物结合，会降低底物代谢的V_m，对K_m无影响；反竞争抑制是指抑制剂仅与酶–底物复合物结合，与游离的酶不结合，会使底物代谢的V_m和K_m都降低。

细胞色素P450最显著的功能是对外源性化学物质的肝代谢。细胞色素P450激活、失活、促进大多数外来物质的排泄，从而调节其毒性的持续时间和强度。细胞色素P450单一形式的水平通常是非常低的，但容易被特殊物质诱导，其中有许多自身的底物。

CYP3A4是人和大鼠肝微粒体中最重要、最广泛存在的一类酶（大约占总CYP酶系的40%）。睾酮是CYP3A4的专属性底物，常用于测定CYP3A4的活性，在测定活性的过程中一般使用特异性抑制剂酮康唑。对测定药物是否经CYP3A4代谢具有重要的意义。

本实验在制备的肝微粒体中加入有氧化型烟酰胺腺嘌呤二核苷酸磷酸（NADP）、葡萄糖–6–磷酸，葡萄糖–6–脱氢酶及氯化镁组成的还原型烟酰胺腺嘌呤二核苷酸磷酸（NADPH）产生系统，即可启动睾酮的代谢反应，并加入代谢抑制剂酮康唑，在体外进行药物代谢抑制机制研究。

三、仪器与材料

1. **仪器**　溶出仪、烧杯、注射器、试管、电子天平、紫外分光光度计等。

2. **材料**　睾酮、KCl-蔗糖溶液、K-Pi buffer、HCl、生理盐水等。

3. **动物**　SD大鼠，雄性，体重约200 g。

四、实训内容

1. **溶液的配制**　KCl-蔗糖溶液的配制：1 L（0.154 M KCl，0.25 M蔗糖置于 0.05 M pH 7.5磷酸盐缓冲液）。配制500 ml 0.05M pH 7.5 磷酸盐缓冲液：加入85.6 g （0.25 M）蔗糖，加入11.5 g（0.154 M）KCl，蒸馏水稀释至1 L。

K-Pi buffer：现用新配。含200 mM $MgCl_2$、300 mM KCl pH 7.4的0.1 M K-Pi缓冲液。①分别称取$MgCl_2$ 2.0 g、KCl 1.1 g溶解于30 ml水中；②0.5 M KH_2PO_4 50 ml，由 0.5 M KH_2PO_4约100 ml调节pH至7.4。取①30 ml和②10 ml充分溶解后混合，定容至50 ml。

2. **大鼠肝粒体的制备**　取雄性SD大鼠，重约200 g，断头后打开腹腔暴露出肝脏，用冰浴冷却的生理盐水经胸动脉或门静脉注入肝脏，直至肝脏颜色变黄；取出肝脏浸入冰冷的生理盐水中，洗去血水（以下均在4 ℃进行）。用滤纸吸干水分，称重。加入4倍肝重（W/V）的KCl-蔗糖溶液，在冰浴中用组织匀浆机制成肝匀浆。采用梯度离心法制备微粒体。在4 ℃下20000 g离心20分钟，弃去沉淀，将上清液转移至超速离心管内，4 ℃下100000 g离心60分钟，上清液为胞质部分，沉淀为微粒体。将沉淀用Tris-HCl缓冲液重悬，采用Lowry法测定微粒体中蛋白含量，并将蛋白浓度稀释至20.0 mg/ml，分装后于-80 ℃保存，备用。

3. **肝微粒体混合酶系配制**　取20.0 mg/ml肝微粒体100 μl，K-Pi buffer 5.0 ml去离子水3.68 ml，混匀，配制成孵育体系。混合酶系配制均在冰浴上进行，现配现用。

4. **CYP3A4活性测定及抑制剂影响**　取试管分成空白组、睾酮组（孵化与不孵化组）、睾酮抑制剂组，每种试验条件做3个平行管，试验均重复3次。所有试管中均加入肝微粒体酶系970 μl。除此之外，空白对照管中加入相应的溶媒20 μl，睾酮组除了加入系列睾酮溶液10 μl外，加入相应的溶媒10 μl，混匀（加入的试剂见表10-1所示）。37 ℃预孵育5分钟后，加入NADPH 10 μl混匀，启动反应，反应10分钟后，加入 0.2 ml冰冷2N HCl 50 μl终止反应。将试管置于4 ℃下1小时使蛋白沉淀，以12000 r/min离心5分钟，取上清液待测。

表10-1 CYP3A4对睾酮代谢的影响的孵化实验过程

组别		溶剂	酮康唑（抑制剂）10 μl	睾酮 10 μl	K-Pi buffer 500 μl	水 460 μl	微粒体 10 μl	NADPH 10 μl	2N HCl 50 μl
睾酮组孵化	1	10 μl	–	0.5 mmol/L	+	+	+	+	终止反应
	2	10 μl	–	2.5 mmol/L	+	+	+	+	
	3	10 μl	–	3.0 mmol/L	+	+	+	+	
	4	10 μl	–	10 mmol/L	+	+	+	+	
	5	10 μl	–	20 mmol/L	+	+	+	+	
	6	10 μl	–	30 mmol/L	+	+	+	+	
睾酮组不孵化	7	20 μl		+	+	+	+		
空白对照	8	20 μl		–	+	+	+		
阳性对照	9	–	0.04 μmol/L	0.5 mmol/L	+	+	+	+	
	10	–	0.04 μmol/L	2.5 mmol/L	+	+	+	+	
	11	–	0.04 μmol/L	3.0 mmol/L	+	+	+	+	
	12	–	0.04 μmol/L	10 mmol/L	+	+	+	+	
	13	–	0.04 μmol/L	20 mmol/L	+	+	+	+	
	14	–	0.04 μmol/L	30 mmol/L	+	+	+	+	

5. HPLC检测条件 色谱条件：SHIMADZU LC-10AT *vp*型高效液相色谱仪；SHIMADZU SPD-10A *vp*型检测器；色谱柱：Diamonsil C_{18}（4.6 mm×200 mm，5 μm）；流动相：乙腈–水（53：47）。流速1.0 ml/min，柱温30 ℃，波长245 nm，进样量20 μl。

6. 样品的处理和测定 取样品500 μl，置5 ml EP管中，加入内标卡马西平溶液（1.2 mg/ml）10 μl，混合30s乙腈1.5 ml，涡旋振荡2分钟，4000 r/min离心10分钟，取上清液20 μl进样，记录药物与内标峰面积，将两者峰面积比代入当天制备的标准曲线中，计算药物浓度。

7. 标准曲线 按照上述条件，配制成睾酮浓度分别为5~100 μmol/L 的模拟样品，按照孵育条件操作。以睾酮与内标物的峰面积比A_0/A_t对标准孵化浓度C（μmol/L）作图，用线性回归方法拟合标准曲线。

五、实训结果

1.记录数据于表10-2中。

表10-2　睾酮标准曲线数据

C（μmol/L）	5	10	25	50	100
A_0/A_t					

以睾酮与内标物的峰面积比A_0/A_t对标准孵化浓度C（μmol/L）作图，用线性回归方法拟合标准曲线。

2.记录相应的睾酮浓度和反应速度于表10-3中，将睾酮代谢初始速度和已知的睾酮浓度转化成倒数，根据Lineweaver-Burk方程，由截距和斜率计算求得V_m和K_m。

表10-3　睾酮浓度和反应速度

C（μmol/L）	V（μmol/L·min） 不加抑制剂	V（μmol/L·min） 加抑制剂
0.5		
2.5		
3.0		
10		
20		
30		

3.比较不加抑制剂与加抑制剂计算所得V_m和K_m进行比较，讨论酮康唑对睾酮的代谢抑制的机理。

六、分析与讨论

1.制备肝微粒体时，取出大鼠肝脏后，所有对肝脏的操作都应在冰浴中进行。

2.肝微粒体外孵化时，应按顺序并间隔相等时间（如1分钟）加入NADPH生成代谢反应系统。

七、思考题

1.本实验中酮康唑对V_m和K_m有哪些影响？酮康唑对睾酮在CYP3A4酶代谢的抑制机理？

2.如果所求结果不理想，可能的原因是什么？怎样改进？

（刘艺萍）

技能考核评价标准

测试项目	技能要求	分值
实训准备	着装整洁，卫生习惯好 正确选择所需的材料及设备，正确洗涤	5
实训记录	正确、及时记录实验的现象、原始数据	5
实训操作	操作： （1）溶液配制 （2）大鼠肝微粒体的制备 （3）肝微粒体混合酶系孵化系统的配制	25
	CYP3A活性测定： （1）各个实验对照组配制 （2）按顺序并间隔相同时间对微粒体孵化系统加入睾酮、酮康唑、NADPH等	25
	标准曲线的制备： （1）计算相应数据 （2）绘制标准曲线	10
	绘图计算代谢参数 V_m 和 K_m	15
清场	按要求清洁仪器设备、实验台，摆放好所用药品	5
实训报告	实验报告工整，项目齐全，结论准确，并能针对结果进行分析讨论	10
合计		100

实训十一 体外模拟静脉注射单室模型

一、实训目的

掌握单室模型摸拟的实验方法；用血药浓度和尿排泄数据计算药物动力学参数的方法。

二、实训原理

1. 血药浓度 若药物在体内的分布符合单室模型，且按表观一级动力学从体内消除，则快速静脉注射时，药物从体内消失的速度为：

$$\frac{dX}{dt} = -kX \tag{11-1}$$

式中，X 为静脉注射后 t 时间的体内药量，k 为该药的表砚一级消除速率常数。

将公式（11-1）积分得：

$$X = X_0 e^{-kt} \tag{11-2}$$

用血药浓度表示为：

$$C = C_0 e^{-kt} \tag{11-3}$$

两边取对数得：

$$\log C = \log C_0 - \frac{kt}{2.303} \tag{11-4}$$

式中，C_0 为静脉注射后最初的血药浓度。以 $\log C$ 对 t 作图应为一直线。消除速率常数 k 可由该直线的斜率等式于 $-\dfrac{k}{2.303}$ 的关系而求。C_0 可以从这条直线外推得到，用截距 C_0 可求出表观分布容积：

$$V = \frac{X_0}{C_0} \tag{11-5}$$

2.尿排泄数据　药物的消除动力学常数也可从尿排泄数据来求算。为此，要求至少有部分药物以原型排泄，考虑到药物从人体消除的途径，有一部分采取肾排泄，另一部分以生物转化或胆汁排泄等非肾的途径消除。

设 X_u 为原型消除在尿中的药量，k_e、k_{nr} 分别为肾排泄和非肾途径消除的表观一级速率常数。由：

$$k = k_e + k_{nr} \qquad (11-6)$$

则原型药物的排泄速度为：

$$\frac{dX_u}{dt} = k_e k_0 \qquad (11-7)$$

将公式（11-2）中的 X 值代入公式（11-7）得：

$$\frac{dX_u \cdot}{dt} = k_e X_0 e^{-kt} \qquad (11-8)$$

公式（11-8）取对数得：

$$\log \frac{dX_u}{dt} = \log (k_e X_0) - \frac{kt}{2.303} \qquad (11-9)$$

由于用实验方法求出的尿药排泄速度不是瞬时速度的 $\frac{dX_u}{dt}$，而是一段有限时间内的平均速度 $\Delta X_u / \Delta t$，用 $\Delta X_u / \Delta t$ 代替公式（11-9）中的 $\frac{dX_u}{dt}$，并以集尿中点时间（$t_{中}$）对平均速度的对数作图为一条直线，其斜率为 $-\frac{kt}{2.303}$，与血药浓度法所求的分斜率相同。故药物的消除速度常数可从血药浓度、尿排泄数据求出。

三、仪器与材料

1.仪器　紫外分光光度计、磁力搅拌器、烧杯、容量瓶、三角瓶、注射器、量筒等。

2.材料　酚红、0.2 mol/L 的 NaOH。

四、实训内容

单室模型模拟装置为带有两支管的三角烧瓶（相当于人体体循环），当把药物（用酚红代替）注入烧瓶中后，用蠕动泵将水以一定的流速注入烧瓶中，药物不断地从两支管中清除，两支管里清除的药量可看到肾脏清除和非肾脏清除的药量。

1.操作 将纯水盛满三角瓶中，开动磁力搅拌器，以每分钟6~8 ml的流速将纯水注入三角瓶中，调试稳定后，用移液管吸取0.1%的酚红供试液10 ml加入三角瓶底部，并瞬间搅匀，此时间记为0时刻，以后每隔10分钟自三角瓶内同一位置吸取2 ml供试液作为血药浓度测定用，同时定量收集不同时间段内由侧管流出的试液作为尿排泄数据的测定（图11-1）。

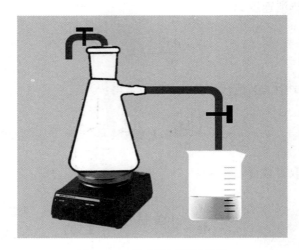

图11-1 单室模型模拟装置

2.定量方法 取2 ml供试液，加0.2 mol/L的NaOH液至10 ml，在555 nm处测定酚红的吸光度，并求出浓度。如果吸光度超过，可在此10 ml基础之上，进一步稀释一定倍数，直至测定出该吸光度为止。

五、实训结果

1.将血药浓度数据和尿排泄数据列于表11-1和表11-2。

表11-1 血药浓度数据

取样时间(min)	10	20	30	40	50	60	70
吸光度							
浓度							
校正浓度							

表11-2 尿排泄数据

取样时间(min)	0~10	10~20	20~30	30~40	40~50	50~60	60~70
体积数							
吸光度							
ΔX_u							
校正后的ΔX_u							
Δt							
t_m							

$$t_m = \frac{t_i + t_{i-1}}{2} \qquad (11-10)$$

2.分别用表11-1，表11-2两组实验数据计算药物动力学参数。

六、分析与讨论

1.单室模型药物静脉注射给药后，在体内没有吸收过程，迅速完成分布，药物只有消除过程，而且药物的消除速度与体内该时刻的药物浓度成正比。

2.药物半衰期除了与药物本身特性有关，还与用药者的机体条件有关。生理及病理能够影响药物的半衰期，肾功能不全或肝功能受损者，均可使药物的半衰期延长。

3.采用尿排泄数据求算药物动力学参数符合以下条件：大部分药物以原型从尿中排泄；药物经肾排泄过程符合一级速率过程，即尿中原型药物产生的速度与体内当时的药量成正比。

4.以尿药排泄速度作图时，常常不是采用相同的时间间隔收集尿样。已知收集尿样的时间间隔超过1倍半衰期将有2%误差，2倍为8%，3倍为19%。因此，只要采样时间间隔小于2倍半衰期，则产生的误差不大。

七、思考题

1.单室模型有何特征？

2.血药浓度法可求得哪些药动学参数？

3.速度法与亏量法各有何优点？

（邱妍川）

技能考核评价标准

测试项目	技能要求	分值
实训准备	着装整洁，卫生习惯好 正确选择所需的材料及设备，正确洗涤	5
实训记录	正确、及时记录实验的现象、原始数据	5
实训操作	正确称量药物	5
	操作： （1）安装实验装置 （2）按规定时间取样	20
	定量方法： （1）取 2 ml 供试液，加 0.2 mol/L 的 NaOH 液至 10 ml （2）在 555 nm 处测定酚红的紫外吸光度	20
	标准曲线的制备： （1）制标准品液 （2）紫外测定 （3）计算 （4）绘制标准曲线图	15
	实验数据与处理： （1）血药浓度法计算药动学参数 （2）尿排泄数据法计算药动学参数	15
清场	按要求清洁仪器设备、实验台，摆放好所用药品	5
实训报告	实验报告工整，项目齐全，结论准确，并能针对结果进行分析讨论	10
合计		100

实训十二　尿药法测定维生素 B_2 片剂药动学参数

一、实训目的

1.**掌握**　尿药法计算药动学参数的方法。
2.**熟悉**　尿药法实验方法。

二、实训原理

药物动力学是应用动力学原理与数学处理方法，研究药物在体内的吸收、分布、代谢、排泄过程量变规律的学科，即药物动力学是研究药物体内过程动态变化规律的一门学科。药物的这种量变规律通常是以血药浓度对时间的方程来体现，有时也表达为尿药浓度对时间的方程，称为尿药法。

当血药浓度测定存在困难时，例如血药浓度低，难以准确测定；血浆成分对药物测定干扰严重；多次采血样对人体有损伤，患者依从性差等，可以考虑尿药法。尿药浓度通常高于血药浓度，定量分析精密度好，测定方法较易建立，取样方便，无创伤痛苦。因此，在体内药物大部分以原型从尿中排泄，药物经肾排泄符合一级速率过程，可用尿药法计算药物动力学参数。静脉注射单室模型的药物，尿药排泄速率方程为：

$$\frac{\mathrm{d}X_\mathrm{u}}{\mathrm{d}t} = k_\mathrm{e}X \qquad (12-1)$$

式中，k_e 为表观一级排泄速度常数，X_u 为 t 时尿中原型药物的累计排泄量，X 为 t 时间体内存有的药量。

在静脉给药时，体内药量的经时过程可由下式表示：

$$k = k_0\mathrm{e}^{-kt} \qquad (12-2)$$

式中，X_0 为给药剂量，k 为一级消除速率常数。

将（12-2）式中 X 值代入（12-1）式后得：

$$\frac{\mathrm{d}X_\mathrm{u}}{\mathrm{d}t} = k_\mathrm{e}X_0\mathrm{e}^{-kt} \qquad (12-3)$$

两边取对数得：

$$\lg \frac{\mathrm{d}X_\mathrm{u}}{\mathrm{d}t} = -\frac{kt}{2.303} + \lg k_e X_0 \qquad (12-4)$$

由（12-4）式可见，原型药物排泄速度的对数对时间作图为一条直线，斜率为 $-\frac{k}{2.303}$，与血药浓度的对数对时间作图所求的斜率相同。（12-4）式适用于静脉给药后求算消除速率常数。

若血管外给药，则体内药量经时过程可由下式表示：

$$X = \frac{k_a F X_0}{k_a - k} (\mathrm{e}^{-kt} - \mathrm{e}^{-k_a t}) \qquad (12-5)$$

式中，k_a 为表观一级吸收速率常数。

尿中原型药物的瞬时排泄速率可用（12-5）式代入（12-1）式得：

$$\frac{\mathrm{d}X_\mathrm{u}}{\mathrm{d}t} = \frac{k_e k_a F X_0}{k_a - k} (\mathrm{e}^{-kt} - \mathrm{e}^{-k_a t}) \qquad (12-6)$$

当 $k_a > k$，t 充分大时，则 $\mathrm{e}^{-k_a t} \to 0$，（5）式简化为：

$$\frac{\mathrm{d}X_\mathrm{u}}{\mathrm{d}t} = \frac{k_e k_a F X_0}{k_a - k} \mathrm{e}^{-kt} \qquad (12-7)$$

两边取对数得：

$$\lg \frac{\mathrm{d}X_\mathrm{u}}{\mathrm{d}t} = -\frac{kt}{2.303} + \lg \frac{k_e k_a F X_0}{k_a - k} \qquad (12-8)$$

由上述关系式可见，若以 $\lg \frac{\mathrm{d}X_\mathrm{u}}{\mathrm{d}t}$ 对 t 作图，可得到一条二项指数曲线，从其后段直线的斜率可求出一级消除速率常数 k。

由于 $\frac{\mathrm{d}X_\mathrm{u}}{\mathrm{d}t}$ 为 t 时刻的瞬时尿药排泄速率，而尿药浓度只能反映集尿期间的累积排泄尿量，因此 $\frac{\mathrm{d}X_\mathrm{u}}{\mathrm{d}t}$ 是不可能用实验方法求算的，通过实验只可求出平均排泄速率，设在一段时间间隔 Δt 内药物的排泄速度量为 ΔX_u，则平均排泄速率为 $\frac{\Delta X_\mathrm{u}}{\Delta t}$，这样（12-4）或（12-8）式可改写如下：

$$\lg \frac{\Delta X_\mathrm{u}}{\Delta t} = -\frac{k t_c}{2.303} + \lg k_e X_0 \qquad (12-9)$$

$$\lg \frac{\Delta X_u}{\Delta t} = -\frac{kt_c}{2.303} + \lg \frac{k_e k_a F X_0}{k_a - k} \qquad （12-10）$$

由于实验中采取平均排泄速率代替瞬时排泄速率，求得的消除速率常数k会出现一些误差。但若以恒定的时间间隔集尿，其时间间隔不大于一个药物的半衰期时，则仅发生2%以内的偏差。

三、仪器与材料

1.仪器　烧杯、量杯、试管、电子天平、紫外分光光度计、容量瓶等。

2.材料　维生素B₂片、连二亚硫酸钠、冰醋酸、蒸馏水、纯化水等。

四、实训内容

1.服药及尿样收集　服药前一天收集24小时尿液，每次收集尿液后量体积，取10 ml保留，其余倒掉。早晨起床，吃早晨，临服药前排空小便，早餐后立即服用维生素B₂片三片（每片5 mg），用温水吞服不嚼碎，记下时间为零时刻。第2、4、6、8、10小时收集尿液，用量筒量取尿液体积，做好记录。最后，将尿液倒入已有0.2 ml冰醋酸的刻度试管内至20 ml，摇匀，于阴凉避光处保存。

每次收集尿液后饮200 ml左右水以维持尿量。每次大便时收集小便，切勿损失。

2.维生素B₂含量测定

（1）标准溶液的制备　精密称取105 ℃干燥2小时的维生素B₂对照品50 mg于500 ml容量瓶中，加0.02 mol/L醋酸液稀释至300 ml，置水浴加热溶解后，放冷至室温，用0.02 mol/L醋酸液稀释至刻度，摇匀即得，每1 ml中含维生素B₂100 μg，然后加入甲苯覆盖上面，置凉暗处保存。

（2）标准曲线的制备　精密吸取标准液0.1 ml、0.3 ml、0.5 ml、1.0 ml、2.0 ml、3.0 ml，分别置于10 ml容量瓶中，用酸化蒸馏水（每100 ml蒸馏水中含1 ml冰醋酸）稀释至刻度，摇匀。以酸化蒸馏水作空白，在444 nm波长处测定吸收度，然后，在每管中各加保险粉（连二亚硫酸钠）约3 mg，摇匀。在一分钟内再次测定吸光度。两次测定值之差，即为维生素B₂的吸光度。以吸光度为纵坐标，浓度为横坐标，绘制标准曲线。

（3）尿样中维生素B₂含量测定　尿样测定照标准曲线制备项下的方法。从"以酸化蒸馏水作空白"起，依法测定吸光度，以两次测定值之差，从标准曲线上查出尿液中维生素B₂的含量。

五、实训结果

1.服药后尿液收集与测定数据。

表12-1 空白尿药测定数据

A_1（未加保险粉）	A_2（加保险粉）	A_1-A_2	C

空白尿体积（ml）：

空白尿中排泄维生素 B_2 的总 ΔX_u 量：

平均每2小时排泄维生素 B_2 的质量：

表12-2 尿样原始记录

试管号	集尿时刻（小时）	集尿时间间隔（小时）	尿量（ml）
空白			
1			
2			
3			
4			
5			

表12-3 尿药测定记录

试管号	A_1（未加保险粉）	A_2（加保险粉）	A_1-A_2	C
空白				
1				
2				
3				
4				
5				

表12-4 尿药法动力学分析记录

试管号	集尿时间间隔（Δt）（小时）	中点时间（$t_{中}$）（小时）	ΔX_u（mg）	平均排泄速度（$\Delta X_u/\Delta t$）	$\log\dfrac{\Delta X_u}{\Delta t}$
空白					
1					
2					
3					
4					
5					

2.绘制尿药排泄速率二项指数曲线。

3.从二项指数曲线后段直线部分计算斜率，从而计算消除速率常数 k 及生物半衰期。

4.计算总排泄量，排泄百分率。

六、分析与讨论

1.试验期间（包括服药前一天）控制食谱，不能吃含有维生素 B_2 的食物，如蛋类、牛奶、麦乳精、奶糖等，并不得服用含有 B 族维生素的药品。

2.维生素 B_2 的异咯嗪环上具有活泼的双键，能接受和放出氢原子，在保险粉（连二亚硫酸钠）的作用下，能还原为无色双氢维生素 B_2，利用这一特性，可以由加入保险粉前后两次测得的吸收度（维生素 B_2 在波长 444 nm 处有吸收）的差值，来计算尿液中维生素 B_2 的含量。反应原理如下：

3.维生素 B_2 在光照下容易分解，是不可逆的，所以整个实验过程中，维生素 B_2 相关操作步骤，均须注意避光。

七、思考题

1.以尿药数据法计算动力学参数和生物利用度与血药浓度法相比，有何优缺点？

2.尿药数据法计算生物利用度误差的主要来有哪些？

（刘　阳）

技能考核评价标准

测试项目	技能要求	分值
实训准备	着装整洁，卫生习惯好 正确选择所需的材料及设备，正确洗涤	5
实训记录	正确、及时记录实验的现象、原始数据	5
实训操作	操作： （1）临服药前排空小便，早餐后立即服药，用温水吞服不嚼碎 （2）记下服药时间为零时刻 （3）规定时间正确收集尿液，量体积 （4）尿液倒入已有 0.2 ml 冰醋酸的刻度试管内至 20 ml，摇匀，于阴凉避光处保存 （5）每次收集尿液后饮水 200 ml 左右以维持尿量	25
	定量方法： （1）用 0.02 mol/L 醋酸液稀释至刻度，加入甲苯覆盖上面，置凉暗处保存 （2）以酸化蒸馏水作空白，在 444 nm 波长处测定吸收度 （3）在每管中各加保险粉约 3 mg，在一分钟内再次测定吸光度 （4）两次测定值之差，即为维生素 B_2 的吸光度	20
	标准曲线的制备： （1）精密吸取标准液用酸化蒸馏水稀释至刻度，摇匀。用 0.02 mol/L 醋酸液稀释至刻度 （2）以酸化蒸馏水作空白，在 444 nm 波长处测定吸收度 （3）在每管中各加保险粉约 3 mg，在一分钟内再次测定吸光度 （4）以吸光度为纵坐标，浓度为横坐标，绘制标准曲线	15
	计算维生素 B_2 尿药法相关药动学参数	15
清场	按要求清洁仪器设备、实验台，摆放好所用药品	5
实训报告	实验报告工整，项目齐全，结论准确，并能针对结果进行分析讨论	10
合计		100

实训十三　家兔灌胃对乙酰氨基酚药代动力学研究

一、实训目的

1.掌握　如何通过血药浓度法测定生物利用度；计算药动学参数的方法。

2.了解　测定家兔体内血药浓度的方法；血清等生物样品的处理方法。

二、实训原理

对乙酰氨基酚为常用解热镇痛药，口服后在人体内吸收迅速。为了了解对乙酰氨基酚在体内的经时过程，我们通常会采用给家兔静脉注射、肌内注射、口服给药对乙酰氨基酚，测定血药浓度，计算药物动力学参数等方法。

家兔灌胃对乙酰氨基酚为血管外给药，给药后，药物逐渐被吸收进入人体内，其吸收和消除的过程一般属于一级吸收和一级消除。当药物符合单室模型时，其体内药物浓度与时间的关系为：

$$C=\frac{k_aFX_0}{V(k_a-k)}\ (e^{-kt}-e^{-k_at}) \tag{13-1}$$

当 $k_a \gg k$，$t \to \infty$ 时，则 $e^{-k_at} \to 0$，（1）式变为：

$$C=Ae^{-kt} \tag{13-2}$$

式（13-2）两端取对数为：

$$\lg C=\lg A-\frac{kt}{2.303} \tag{13-3}$$

以 $\lg C$ 对 t 作图得二项指数曲线，其末端为一直线，其斜率为 $-\dfrac{kt}{2.303}$ 可求得速率常数 k 半衰期 $t_{1/2}$ 的计算：

$$t_{1/2}=\frac{0.693}{k} \tag{13-4}$$

药-时曲线下面积 $AUC_{0\to\infty}$ 的计算：将血药浓度和时间代入下式即得

$$AUC_{0\to\infty}=\frac{1}{2}\sum[(C_{a-1}+C_a)(t_a-t_{a-1})]+\frac{C_n}{k} \tag{13-5}$$

相对生物利用度计算：若已知对乙酰氨基酚某一标准制剂的$AUC_{0\to\infty}$，则用下式可计算出对乙酰氨基酚的相对生物利用度：

$$生物利用度=\frac{AUC_{0\to\infty,样品}}{AUC_{0\to\infty,标准}}\times100\% \tag{13-6}$$

三、仪器与材料

1. 仪器　具塞离心管（10 ml、20 ml）、吸管、滴管、玻璃漏斗、试管架、刀片、塑料夹、滤纸、注射器、兔盒、酒精棉球、脱脂棉、紫外–可见分光光度计。

2. 材料　乙酰氨基酚、纯化水、肝素。

0.12 mol/L Ba（OH）$_2$：取19 g分析纯Ba（OH）$_2$，加纯化水溶解并稀释至1000 ml，静置过夜，过滤即得。

2%ZnSO$_4$：取20 g分析纯ZnSO$_4$，加纯化水溶解并稀释至1000 ml。

四、实训内容

1. 制作标准曲线

（1）空白血样的采集　取体重3 kg左右家兔一只，除去家兔耳缘静脉处的毛，酒精擦拭，红外灯烤2分钟后切开兔耳静脉纵，用肝素化试管取血，取血约9 ml，后在刀口处敷以棉球，用夹子夹住止血。以3000 r/min离心10分钟，取空白血清供标准曲线制备用。

（2）标准曲线制作　精密称取105 ℃干燥至恒重的对乙酰氨基酚25 mg，置250 ml容量瓶中，用适量蒸馏水溶解，定容。摇匀，即成100 mg/L的标准溶液。分别吸取0、0.2 ml、0.4 ml、0.6 ml、0.8 ml、1.0 ml、1.2 ml、1.4 ml标准溶液置于20 ml具塞试管（试管编好号）中，分别加蒸馏水使成10 ml，然后各加空白血样1 ml混匀，再各加0.12 mol/L Ba（OH）$_2$ 4.5 ml，混匀，放置2分钟，再各加入2% ZnSO$_4$ 4.5 ml，轻轻混匀，即出现明显乳状浑浊。用双层滤纸过滤，去初滤液，收集续滤液于10~15 ml干燥具塞试管（试管编好号）中，以1号管溶液作空白对照，于245 nm处测定吸光度，结果记录于表13-1。

表13-1　标准曲线测定结果

管号	1	2	3	4	5	6	7	8
标准溶液取量（ml）	0	0.2	0.4	0.6	0.8	1.0	1.2	1.4
血药浓度（mg/L）	0	20	40	60	80	100	120	140

续表

管号	1	2	3	4	5	6	7	8
蒸馏水（ml）	10	9.8	9.6	9.4	9.2	9	8.8	8.6
吸光度A_{245}								

以表13–1中C为横坐标，吸光度A为纵坐标描点绘制标准曲线，并拟合求出直线方程：A=a+bC，并计算相关系数r。

2. 家兔体内血药浓度的测定　取3 kg左右健康家兔，实验前2天下午禁食，实验当日晨耳静脉取血2~3 ml，作为空白，给家兔灌胃服用对乙酰氨基酚混悬液，剂量为500 mg，给药后于15、30、60、120、180、240、300分钟时耳静脉采血约2~3 ml，置于肝素化的离心试管中。用药4小时后可以喂食。立即精密量取全血1 ml加入蒸馏水10 ml，0.12 mol/L Ba（OH）$_2$ 4.5 ml，混匀，放置2分钟，再各加入2% ZnSO$_4$ 4.5 ml，轻轻混匀，即出现明显乳状浑浊。用双层滤纸过滤，去初滤液，收集续滤液于10~15 ml干燥具塞试管（试管编好号）中，于245 nm处测定吸光度，结果记录于表13–2中。根据标准曲线的回归方程计算血样中药物的浓度。

表13–2　血药浓度测定结果

编号	1	2	3	4	5	6	7
给药时间（min）	15	30	60	120	180	240	300
吸光度A_{245}							
血药浓度C（mg/L）							
lg$C$							

五、实训结果

1.每组数据的记录和处理，将实验数据记录于表13–1和表13–2中。

2.标准曲线的回归分析及绘制。

3.根据标准曲线计算出不同给药时间的血药浓度。

4.药–时曲线的绘制：以浓度C对时间作图。

5.以lg$C$对时间作图计算出速率常数K。

6.计算出药动学参数：半衰期$t_{1/2}$、药–时曲线下面积AUC$_{0\to\infty}$、相对生物利用度。

六、分析与讨论

家兔一般温顺，但也要戴手套防止受伤，注意抓持及固定，玻璃管采集血样的时候用圆润的一端，禁止用断面尖端，取血前准备好加肝素的试管。

七、思考题

1.研究药物生物利用度的意义是什么？

2.所求结果不理想可能的原因是什么？应该如何改进？

（刘　巧）

技能考核评价标准

测试项目	技能要求	分值
实训准备	着装整洁，卫生习惯好 正确选择所需的材料及设备，正确洗涤	5
实训记录	正确、及时记录实验的现象、原始数据	5
实训操作	操作： （1）熟练的进行耳静脉取血 （2）按步骤制备不同浓度对乙酰氨基酚溶液的吸光度值以制作标准曲线 （3）给家兔灌胃对乙酰氨基酚 （4）根据给药时间取血 （5）按步骤测定不同给药时间的家兔全血的吸光度值	30
	标准曲线的制作： （1）在 245 nm 处测定吸光度 （2）标准曲线是否呈线性回归，R 值大小是否接近于 1	15
	药动学参数的计算： （1）根据标准曲线计算出不同给药时间的血药浓度 （2）计算出药动学参数：半衰期 $t_{1/2}$，药–时曲线下面积 AUC（$0 \to \infty$），相对生物利用度	30
清场	按要求清洁仪器设备、实验台，摆放好所用药品	5
实训报告	实验报告工整，项目齐全，结论准确，并能针对结果进行分析讨论	10
合计		100

实训十四　家兔肌内注射青霉素G钾药代动力学研究

一、实训目的

1.掌握　采用HPLC测定青霉素G钾血药浓度的方法。

2.熟悉　单室模型药物动力学的参数求算方法。

3.了解　高效液相色谱仪的应用。。

二、实训原理

给家兔肌内注射青霉素G钾后，该药物在体内的吸收和消除符合一室模型，相关药物动力学参数的计算与上一章类似。

本实验采用HPLC外标法测定青霉素G钾的血药浓度。

血浆样品的处理：$HClO_4$溶液可直接沉淀血样中的蛋白质。

三、仪器与材料

1.仪器　高效液相色谱仪、色谱柱。

2.材料

（1）磷酸盐缓冲液　称取33.5 g KH_2PO_4，量取H_2PO_4 14 ml，溶于蒸馏水中，至总体积5000 ml。

（2）流动相　取甲醇400 ml，加600 ml磷酸盐缓冲液，并加入四丁基氯化铵使其浓度为0.02 mol/L。

（3）青霉素G钾标准溶液　精密称取24 mg（4×10^5 U）青霉素G钾，加蒸馏水溶解至100 ml，即得。

（4）0.33 mol/L $HClO_4$　取5.67 ml $HClO_4$（70%~72%），加蒸馏水至200 ml。

四、实验方法

（一）确定青霉素的保留时间

1.空白对照液的制备　取0.5 ml空白血浆（肝素抗凝）置于离心管中，加入200 μl

蒸馏水后加 1.0 ml 0.33 mol/L HClO$_4$，用旋涡混合器混合均匀，10000 r/min离心5分钟，取上清液50 μl进样，记录各峰面积（A）和保留时间（t）。

色谱条件：流速0.9 ml/min、波长245 nm、柱温30 ℃。

2.青霉素G钾样品液的制备 取0.5 ml空白血浆置离心管中，加入100 μl青霉素G钾标准液和100 μl蒸馏水再加1.0 ml 0.33 mol/L HClO$_4$，剩余操作同步骤1。

（二）标准曲线的制作

取离心管7支，各加入空白血浆0.5 ml，按表14-1加入对应体积上午青霉素G钾标准溶液和蒸馏水。按步骤1自"加1.0 ml 0.33 mol/L HClO$_4$"起操作，记录各样品青霉素G钾的峰面积（A）填入表14-1。

表14-1　标准曲线测定结果

管号	1	2	3	4	5	6	7
标准溶液取量（μl）	0	20	40	80	120	160	200
血药浓度（mg/l）	0	24	48	96	80	192	240
蒸馏水（μl）	200	180	160	120	80	40	0
峰面积A							

以表14-1中峰面积A对标准曲线中血药浓度C直线回归，求得直线回归方程$A=a+bC$，并计算相关系数r。

（三）家兔体内血药浓度的测定

取体重3 kg左右的健康家兔，按192 mg/kg计算给药剂量，用1 ml蒸馏水溶解青霉素G钾后注射股四头肌。分别于注射后5、10、15、20、25、35、45、60、90、120分钟于耳静脉取血2 ml，置肝素化离心管中，10000 r/min离心5分钟，分别取上层血浆待测。取含药血浆0.5 ml置离心管中，加入200 μl蒸馏水再加0.33 mol/L HClO$_4$ 1.0 mg/ml；其余操作同标准曲线的制作。记录峰面积值于表14-2中，根据标准曲线的回归方程将A值代入计算的血样中药物的浓度。

表14-2　血药浓度测定结果

编号	1	2	3	4	5	6	7	8	9	10
给药时间（分钟）	0	5	15	20	25	35	45	60	90	120
峰面积A										
血药浓度C（mg/l）										
lg$C$										

五、实训结果

1.将实验数据记录于表14-1和表14-2中。

2.标准曲线的回归分析及绘制。

3.根据标准曲线计算出不同给药时间的血药浓度，测得血浆样品的 A，代入标准曲线方程计算血药浓度 $C=(A-a)/b$。

4.作图：在坐标纸上以 $\lg C$ 为纵坐标，取样时间 t 为横坐标描点作图。

5.计算参数：用剩余法或图解法求算动力学参数 k、k_a、$t_{1/2}$、V（假设生物利用度为1）。

六、分析与讨论

1.采样点的确定对药代动力学研究结果有重大影响，若采样点过少或选择不当，得到的血药浓度–时间曲线在体内的真实情况产生较大差异。

2.给药前需要采血为空白样品。

七、思考题

1.标准曲线的相关系数为多少才可信？

2.所求结果不理想可能的原因是什么？应该如何改进？

（刘　巧）

技能考核评价标准

测试项目	技能要求	分值
实训准备	着装整洁，卫生习惯好 正确选择所需的材料及设备，正确洗涤	5
实训记录	正确、及时记录实验的现象、原始数据	5
实训操作	操作： （1）家兔给药、取血 （2）配置溶液，取液，称量，离心等操作 （3）HPLC法测量样品：包括流动相的配置，参数的设置，进样，结果的分析	40
	标准曲线的制作： （1）对样品结果进行分析读取样品峰面积A （2）标准曲线是否呈线性回归，R值大小是否接近于1	15
	药动学参数的计算： （1）根据标准曲线计算出不同给药时间的血药浓度 （2）用剩余法或图解法求算动力学参数k、k_a、$t_{1/2}$、V	20
清场	按要求清洁仪器设备、实验台，摆放好所用药品	5
实训报告	实验报告工整，项目齐全，结论准确，并能针对结果进行分析讨论	10
合计		100

实训十五 家兔静脉注射氨茶碱药代动力学研究

一、实训目的

1.**掌握** 双波长分光光度法测定血清中氨茶碱含量的基本原理；二室模型静脉注射给药药动学参数的求算方法。

2.**了解** 氨茶碱在家兔体内随时间变化的规律；二室模型药动学参数的临床意义。

二、实训原理

氨茶碱含量的测定可以用双波长分光光度法，其基本原理是：氨茶碱为乙二胺和茶碱缩合而成。在酸性条件下，可用有机溶剂使茶碱与血清蛋白同时沉淀；然后，再用碱性溶液把茶碱从有机溶剂中提取出来。其血药浓度测定方法采用紫外双波长法，即分别于波长274 nm和298 nm处测定碱性吸收液的吸收度（A）。A_{274}为茶碱和本底（包括代谢产物、溶剂、血清中有关成分）吸收度，A_{298}为本底的吸收度，茶碱的吸收度为ΔA（$A_{274}-A_{298}$），即可测定氨茶碱血药浓度。该法省去了以空白血清作对照品，尤其对于临床血药浓度监测不易取患者的空白血样时，具有实用价值。

残数法求算氨茶碱药代动力学参数的基本原理：氨茶碱静脉注射后，其体内血药浓度-时间曲线呈二室模型曲线特征。若药物在体内成二室模型分布，药物消除仅发生在中央室，并符合表观一级动力学过程，则静脉注射给药后血药浓度经时变化公式为：

$$C=Ae^{-\alpha t}+Be^{-\beta t} \tag{15-1}$$

符合二室模型特征的药物血药浓度-时间曲线可以分为两部分，即分布相和消除相，式中α、β、A、B均称之为混杂参数，其中：

$$A=\frac{X_0\ (\alpha-k_{21})}{V_c(\alpha-\beta)} \tag{15-2}$$

$$B=\frac{X_0\ (k_{21}-\beta)}{V_c(\alpha-\beta)} \tag{15-3}$$

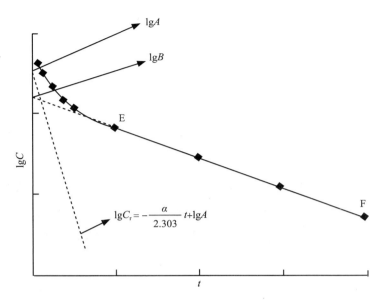

图15-1 二室模型静脉注射给药血药浓度-时间曲线示意图

习惯上 α 称为"分布速率常数"，而 β 称为"消除速率常数"；k_{12} 和 k_{21} 分别为中央室与周边室转运和由周边室向中央室转运的一级速率常数；X_0 为静注剂量；V_c 为中央室的表观分布容积。

1. A、B、α、β、$t_{1/2(\beta)}$ 的计算　氨茶碱静脉注射后，定时测定血药浓度。根据血药浓度公式（15-1），因 $\alpha \gg \beta$，故当 t 充分大时，$Ae^{-\alpha t}$ 已先趋于零，而 $e^{-\beta t}$ 仍有一定值，则式（15-1）可简化为：

$$C=Be^{-\beta t} \qquad\qquad (15\text{-}4)$$

取对数

$$\lg C = \lg B - \frac{\beta t}{2.303} \qquad\qquad (15\text{-}5)$$

如图15-1（$\lg C$-t 曲线）所示，曲线末端（EF）呈直线，此时预示已进入"消除相"，故符合式（15-5）。将末段的血药浓度数据按式（15-5）求回归直线（消除直线）方程，由斜率可求出 β 值；由截距可求得 B 值。二室模型药物的生物半衰期 $t_{1/2(\beta)}$ 可由下式计算：

$$t_{1/2(\beta)} = \frac{0.693}{\beta} \qquad\qquad (15\text{-}6)$$

随后可用"残数法"继续求解 α、β 值。将式（15-1）改写为：

$$C - Be^{-\beta t} = Ae^{-\alpha t} \qquad (15-7)$$

令残数浓度 $C_r = C - Be^{-\beta t}$，则上式为：

$$C_r = Ae^{-\alpha t} \qquad (15-8)$$

取对数：

$$\lg C_r = \lg A - \frac{\alpha t}{2.303} \qquad (15-9)$$

残数浓度（C_r）值的求取，可由末端数据之前（分布相）的实测浓度值减去相应时间消除直线的外推残数浓度计算得出。以 $\lg C_r$ 对 t 作图，得一直线，如图 1。由残数浓度数据按式（15-9）求回归方程，由斜率可求出 α 值；截距可求得 A 值。

步骤小结如下：

（1）根据曲线，划分"分布相"与"消除相"。

（2）由"消除相"血药浓度数据，求回归直线方程，并求出 β 与 B 值。

（3）由上述消除直线方程求出外推线浓度并计算残数浓度 C_r，记录于表 15-3。

（4）由"分布相"残数浓度数据，求回归直线方程，并求出 α 与 A 值。

2.药动学隔室模型参数的求算 由混杂参数 α、β、A 和 B 可求出药动学隔室模型参数 k_{10}、k_{12} 与 k_{21}：

$$k_{21} = \frac{A\beta + B\alpha}{A + B} \qquad (15-10)$$

$$k_{10} = \frac{\alpha\beta}{k_{21}} \qquad (15-11)$$

$$k_{12} = \alpha + \beta - k_{21} - k_{10} \qquad (15-12)$$

中室的表观分布容积 V_c 与表观分布容积 V 可由下式得出：

$$V_c = \frac{X_0}{A + B} \qquad (15-13)$$

$$V = \frac{V_c k_{10}}{\beta} \qquad (15-14)$$

血药浓度-时间曲线下面积 AUC 可由积分法或梯形面积法求出，积分法公式为：

$$\mathrm{AUC}_{0 \to \infty} = \frac{A}{\alpha} + \frac{B}{\beta} \qquad (15-15)$$

三、仪器与材料

1. 仪器 紫外分光光度计、旋涡混合器、离心机、家兔固定盒、具塞试管、注射器、刀片等。

2. 材料 氨茶碱注射液、5%葡萄糖注射液、0.1 mol/L盐酸溶液、0.1 mol/L氢氧化钠溶液、三氯甲烷–异丙醇（95∶5）、75%乙醇等。

3. 动物 家兔。

四、实训内容

（一）标准曲线的制备

配制10 μg/ml的氨茶碱标准储备液。精密吸取标准储备液0.1 ml、0.2 ml、0.4 ml、0.6 ml、0.8 ml、1.0 ml置于具塞试管中，并加纯化水至1 ml，各加入空白兔血清0.5 ml，配成相当于血清药物的浓度2 μg/ml、4 μg/ml、8 μg/ml、12 μg/ml、16 μg/ml、20 μg/ml的标准样液。在试管中加入0.1 mol/L盐酸溶液0.2 ml，于旋涡混合器上混匀后，再加入三氯甲烷–异丙醇（95∶5）溶液5.0 ml，密塞，振摇混合，以2500 r/min离心20分钟。精密吸取下层液4.0 ml置于另一具塞试管中，加入0.1 mol/L氢氧化钠溶液4.0 ml，振摇混合，以2500 r/min离心10分钟。取上清液3 ml，于紫外分光光度计上，以2 ml纯化水加4 ml 0.1 mol/L氢氧化钠溶液作参比，在274 nm和298 nm波长处分别测定吸收度（A_{274}和A_{298}），计算ΔA（$A_{274}-A_{298}$）并记录于表15-1。以ΔA为纵坐标，C（血药浓度，μg/ml）为横坐标绘制标准曲线，并求出标准曲线回归方程。

（二）给药与取样

选取体重2.5~3 kg的健康家兔，实验前禁食一夜。将氨茶碱注射液先用5%葡萄糖注射液稀释5~10倍，按15 mg/kg的剂量，由兔耳静脉推注。给药后，于0.25、0.5、1、2、3、6、8小时取兔耳静脉血约2 ml，置于试管中。

（三）血清中氨茶碱浓度的测定

将血样以2500 r/min离心20分钟后，使血清分离，吸取0.5 ml血清样品，置具塞试管中，加纯化水1.0 ml，混匀。经下按"（一）标准曲线的制备"项下的方法，自"在试管中加入0.1 mol/L盐酸溶液0.2 ml……"起，依法测定吸收度。将ΔA值代入标准曲线回归方程，求出血清中氨茶碱浓度并记录于表15-2。

五、实验结果

（一）实验记录与数据处理

1.标准曲线的制备，数据记录在表15-1。

表15-1　标准曲线数据表

氨茶碱血药浓度（μg/ml）	2	4	8	12	16	20
A_{274}						
A_{298}						
ΔA						

（1）绘制标准曲线。

（2）计算标准曲线回归方程。

2.氨茶碱血药浓度数据及其计算，实验数据记录在表15-2。

表15-2　血药浓度测定数据

t（h）	0.25	0.5	1	2	3	4	6	8
A_{274}								
A_{298}								
ΔA								
C（μg/ml）								
$\lg C$								

（二）氨茶碱药动学参数的计算

1.作图 C–t 图与 $\lg C$–t 图。

2.计算混杂参数 α、β、A、B。

（1）根据曲线，划分"分布相"与"消除相"。

（2）由"消除相"血药浓度数据，求回归直线方程，并求出 β 与 B 值。

（3）由上述消除直线方程求出外推线浓度并计算残数浓度 C_r，记录于表15-3。

（4）由"分布相"残数浓度数据，求回归直线方程，并求出 α 与 A 值。

表15-3　血药浓度与残数浓度数据表

t（h）	C（μg/ml）	$\lg C$	外推浓度（μg/ml）	C_r（μg/ml）	$\lg C_r$
0.25					
0.5					

续表

t（h）	C（μg/ml）	lg$C$	外推浓度（μg/ml）	C_r（μg/ml）	lgC_r
1					
2					
3					
4					
6					
8					

3. 求解药动学参数，结果记录于表15-4。

（1）计算药动学隔室模型参数k_{21}、k_{10}、k_{12}。

（2）计算中室与总体表观分布容积（V_c与V）。

（3）计算生物半衰期$t_{1/2(\beta)}$。

（4）分别按积分法和梯形面积法计算血药浓度–时间曲线下面积AUC值。

表15-4　氨茶碱静注后的药物动力学参数

A（μg/ml）	B（μg/ml）	A（h^{-1}）	B（h^{-1}）	k_{12}（h^{-1}）	k_{21}（h^{-1}）	k_{10}（h^{-1}）

V_c（L）	V（L）	$t_{1/2(\beta)}$（h）	AUC（积分法）（μg·h/ml）	AUC（梯形法）（μg·h/ml）

六、分析与讨论

1. 氨茶碱为茶碱与乙二胺的复盐，易溶于水，几乎不溶于乙醇与乙醚。氨茶碱在体液中分离出茶碱，在酸性条件下，可用有机溶剂从血清中提取茶碱，并同时沉淀血清蛋白；再用碱液把茶碱从有机溶剂中提出进行浓度测定。

2. 氨茶碱血药浓度测定方法采用紫外双波长法，即分别于λ_{274}和λ_{298}处测定提取液的吸收度（A），其中A_{274}仅为茶碱和本底的吸收度，而A_{298}仅为本底的吸收度，故茶碱的吸收度为$\Delta A = A_{274} - A_{298}$。该法省去了以空白血清作对照品，尤其对于临床血药浓度监测不易采取患者空白血样时，具有实用价值。

3. 用三氯甲烷–异丙醇溶液提取血清中茶碱时，在旋涡混合器上混合的时间不宜过长，否则样品与有机溶剂会发生乳化，将影响分离提取效果以及测定结果。

4. 家兔静注给药方法：先在兔耳缘静脉处剪毛，用75%乙醇涂擦注射部位；以左手示指放在耳下作垫，并以拇指压住耳边缘部分，右手持注射器，从静脉末端继向心脏方向刺入血管约1 cm注药。注射完毕，用药棉压住针眼，拔出针头，继续轻压几分钟，防止出血。

5.本实验也适用于测定氨茶碱片剂口服给药的药动学参数。但利用家兔测定两室模型药物口服给药的药动学参数时，在取样点及时间间隔的安排上较难把握，故氨茶碱口服给药常按单室模型拟合求解其药动学，往往可得到较满意的效果。

七、思考题

1.做好本实验的关键是什么？操作中应注意哪些问题？

2.何为残数法？在什么情况下设定药动学参数要利用残数法？

（马　潋）

技能考核评价标准

测试项目	技能要求	分值
实训准备	着装整洁，卫生习惯好 正确选择所需的材料及设备，正确洗涤	5
实训记录	正确、及时记录实验的现象、原始数据	5
实训操作	正确称量药物 按时完成	10
	标准曲线的制备： （1）配制 10 μg/ml 的氨茶碱标准储备液 （2）配制样品液 （3）紫外测定 （4）计算 （5）绘制标准曲线，求出回归方程	20
	给药与取样： （1）按 15 mg/kg 的剂量，由兔耳静脉推注 （2）0.25、0.5、1、2、3、6、8 小时取兔耳静脉血约 2 ml，置试管中	15
	血清中氨茶碱浓度的测定： （1）制备样品液 （2）紫外测定 （3）计算与记录	15
	实验结果： （1）实验记录与数据处理 （2）氨茶碱药动学参数的计算	15
清场	按要求清洁仪器设备、实验台，摆放好所用药品	5
实训报告	实验报告工整，项目齐全，结论准确，并能针对结果进行分析讨论	10
合计		100

实训十六　尿液pH对水杨酸钠排泄的影响

一、实训目的

1.**掌握**　尿液中水杨酸的检测方法；体液pH对药物排泄的影响及其临床意义。

2.**熟悉**　大鼠代谢笼的使用，巩固大鼠的各种给药方法。

二、实训原理

排泄是指体内药物及其代谢产物排出体外的过程，包括肾排泄与胆汁排泄。药物的排泄与药效、药效维持时间及药物毒副作用等密切相关。多数药物经肾排泄，由尿液排出。尿液的pH对弱酸和弱碱性药物的解离度存在影响，从而影响药物在肾小管的重吸收，如巴比妥类、水杨酸类等弱酸性药物中毒，可服用碳酸氢钠碱化尿液，加速药物的排出；相反，氨茶碱、哌替啶及阿托品等弱碱性药物中毒，酸化尿液可加速药物的排泄。

对于弱酸而言，pH升高将增加解离程度，因此重吸收减少，肾清除率增加。反之，重吸收增加，肾清除率减少。

三、仪器与材料

1.**仪器**　大白鼠代谢笼、电子天平、棉手套、大鼠灌胃器、6号针头、30 ml量筒、50 ml注射器等。

2.**材料**　5%碳酸氢钠溶液、15%氯化铵溶液、2%水杨酸钠溶液（单盲法配制并编号为A、B）、1%三氯化铁溶液、5%葡萄糖生理盐水、蒸馏水、苦味酸、1%呋塞米等。

3.**动物**　SD大鼠，雌雄不限，200～300 g。

四、实训内容

（1）取大鼠两只，称重并编号。

（2）给其中一只按0.5 ml/100 g灌胃A药液，给另一只以同样剂量灌胃B药液。

（3）30分钟后给两只大鼠灌胃5%葡萄糖生理盐水2 ml/100 g。

（4）30分钟后，分别给两只大鼠腹腔注射2%水杨酸钠溶液1 ml/100 g及1%呋塞米0.2 ml/100 g。

（5）收集大鼠30分钟尿液，将收集的尿液分别用蒸馏水稀释到30 ml，加1%三氯化铁5 ml，比较紫色深浅。

（6）操作要点和注意事项　①实验步骤进行到第4点后，再将集尿笼插入代谢笼中，以免收集尿液前将集尿笼污染；②实验用烧杯、量筒、注射器、集尿笼应清洗干净，否则影响反应pH，导致实验结果不准确。

五、实训结果

将实验结果填入表16-1中。

表16-1　体液pH对水杨酸钠排泄的影响

序号	体重（g）	药物	尿液反应后颜色	结果分析
1		A		
2		B		

六、分析与讨论

1.水杨酸钠经肾脏排泄物为水杨酸，尿液pH对水杨酸排泄影响非常大，当尿液呈酸性时仅排泄5%，而尿液呈碱性时则排泄大约85%。

2.尿液中的水杨酸遇到三氯化铁后可生成紫色络合物，根据反应后溶液紫色深浅可以定性分析水杨酸钠排泄量的多少。

七、思考题

1.药物的排泄途径有哪些？影响药物排泄的因素有哪些？

2.体液pH还对药物的哪些体内过程有影响？有何临床意义？

3.实验中给予碳酸氢钠、氯化氨、葡萄糖生理盐水、呋塞米等药物的目的各是什么？

4.根据反应后溶液紫色深浅为什么可以定性分析水杨酸钠排泄量的多少？写出水杨酸与三氯化铁的反应式。

（邱妍川）

技能考核评价标准

测试项目	技能要求	分值
实训准备	着装整洁，卫生习惯好 正确选择所需的材料及设备，正确洗涤	10
实训记录	正确、及时记录实验的现象、原始数据	10
实训操作	灌胃方法与剂量的准确性 腹腔注射2%水杨酸钠溶液1 ml/100 g及1%呋塞米0.2 ml/100 g 正确收集尿液 正确配制样品液	60
清场	按要求清洁仪器设备、实验台，摆放好所用药品	10
实训报告	实验报告工整，项目齐全，结论准确，并能针对结果进行分析讨论	10
合计		100

实训十七　应用3p97软件进行生物等效性分析

一、实训目的

1. **掌握**　3p97软件的使用。
2. **熟悉**　生物等效性基本概念和生物等效性分析方法。
3. **了解**　3p97软件在生物等效性分析中的应用。

二、实训原理

3p97实用药动学计算程序由中国药理学会数学专业委员会编制，用于可处理各种用药途径的线性和非线性药动学模型，计算药动学参数及各种图表详细结果。

3p97程序特点及主要功能包括：①可处理不同房室数的静脉推注、静脉滴注及非静脉用药（包括有或无滞后时间）的各种线性和非线性药动学模型的时间血浓数据，计算并打印药动学参数及各种图表。②计算机自动计算，给出可能的房室数及权重系数的计算结果及图表，包括加权剩余平方和、相关系数、确定系数、Aikeka's信息数据（AIC）、拟合优度值、最大绝对误差、最大相对误差、游程检验（run test）、F检验、C–t图、lgC–t图、相关图、误差散点图等，供用户选择最优的房室模型，权重和算法。③对多剂量组数据进行批处理及统计分析。④用户可自定义房室模型、权重系数、计算方法、收敛精度、初始值等，便于药动学的科学研究和分析探讨。⑤自动化程度较高，自动进行线性和非线性房室模型判别；自动按加权残数法计算各线性模型的初值；自动对多剂量组进行分类统计，给出各剂量组药动学参数的均数，标准差及标准误；自动形成可长期保存的标题文件、输入文件和输出文件。⑥提供12种模型，其中9种属于一级速率消除的线性房室模型，3种属于Michaelis–Menten消除的一房室非线性模型。

生物等效性是指含有相同药物、相同摩尔剂量的试验制剂与参比标准制剂在类似试验条件下，两者生物利用度无统计差别或具有统计学可比性。通过研究试验制剂的生物等效性，可预期这两种制剂的临床疗效、不良反应甚至毒性可比性。药物制剂生物等效性已经成为国内外药物仿制或移植品种的重要评价指标，是药物制剂研究与开发中的重要内容之一。

在研究制剂生物等效性时，通常要分析的参数是血药浓度–时间曲线下面积（AUC）峰浓度（C_{max}）和达峰时间（t_{max}），其中AUC是最重要的参数。即使口服给药后两种制剂具有相同的AUC，如果由于不同的吸收速度而有不同的C_{max}和t_{max}，也不能认为具有生物等效性，但如果吸收速度差别是设计目标，或此差别对药品安全性和有效性无至关重要的作用，则只要吸收程度无差别，可认为具有生物等效性。生物等效性分析常用的统计方法如下。

1.方差分析 系常用的组间差异检验的显著性检验方法，用于评价受试制剂组和参比制剂组的组间和组内差异，即个体间、试验周期间、制剂间的差异。该法也是其他统计分析方法的基础。方差分析中通常将把握度（$1-\alpha$）设为80%，$\alpha=0.2$，显著性水平为0.5。

2.90%置信区间分析 按下式计算供试制剂与参比制剂参数的90%置信区间对数值：

$$(\bar{X}_T - \bar{X}_R) \pm t_{0.1(v)} \times s\sqrt{2/n} \qquad （17-1）$$

式中，$t_{0.1(v)}$由t值表查得，计算值取反对数即为供试制剂与参比制剂参数比值的90%置信区间。

3.双单侧t检验法 双单侧t检验法践行等效性检验师国际上通行的标准方法，其他方法虽可使用，但均以双单测t检验法结果为准。

双单侧t检验法的假设为：

无效检验 H_0：$\bar{X}_T - \bar{X}_R \leq \ln r_1$

$$\bar{X}_T - \bar{X}_R \geq \ln r_2$$

无效检验 H_1：$\bar{X}_T - \bar{X}_R > \ln r_1$

$$\bar{X}_T - \bar{X}_R < \ln r_2$$

检验统计量：

$$t_1 = [(\bar{X}_T - \bar{X}_R) - \ln r_1] / (s/\sqrt{n/2})$$
$$t_2 = [\ln r_2 - (\bar{X}_T - \bar{X}_R)] / (s/\sqrt{n/2})$$

式中，$\bar{X}_T$和$\bar{X}_R$分别为供试制剂与参比制剂的AUC或C_{max}的对数均值（原始数据对数转换）；当检验参数为经对数转换的AUC时，r_1和r_2分别为0.8和1.25；当检验参数为经对数转换的C_{max}时，r_1和r_2分别为0.7和1.43；s为来自方差分析的样本误差均方的平方根，n为样本数。按建设检验理论，t_1和t_2均服从自由度为$n-2$的t分布，临界值

$t_{1-\alpha(v)}$ 可由 t 单侧分位数表得到，当 $t_1 \geqslant t_{1-\alpha(v)}$ 与 $t_2 \geqslant t_{1-\alpha(v)}$ 同时成立，则拒绝 H_0，接受 H_1，认为制剂间生物等效。

三、仪器与材料

仪器 3p97 软件。

四、实训内容

1. 3p97 软件组成与使用

（1）3p97 软件组成　3p97 软件包括四个程序，即 3p87（新版）、生物等效性和生物利用度程序、吸收动力学计算程序（ERAP）及尿药排泄累积药量－时间数据计算药动学参数程序（UPK）。

（2）3p97 软件调用界面中英文对照，如表 17-1。

表 17-1　3p97 调用界面中英文对照

英文菜单名	对应中文名
Input or modify data	输入或修改数据
computation for mean c-t data or selection of models	用主数据计算药代动力学参数
computation for batch or groups of c-t data	对多组数据进行批处理计算
algorithms and conditions specified by user	指定算法和条件计算药代动力学参数
output of computed results	输出计算结果
definition of pharmacokinetic models	药代动力学房室模型的图示和说明
simplified parameters estimation system	用简化系统计算药代动力学参数
exit	推出

（3）生物等效性和生物利用度程序功能　本程序主要用于世界各药品管理机构公认的标准两阶段（period）2×2 交叉设计（cross-over design）估算和评价生物利用度有关药动学参数和确定受试品与参比品是否生物等效，包括：①输入原始血药浓度时间数据，用非房室模型法估算动力学参数（梯形法估算 AUC），进行生物利用度及生物等效性评价；②直接输入药动学参数（如 AUC，C_{max}，t_{max}）进行生物等效性评价；③对其他药效学指标进行生物等效性评价。

（4）生物等效性和生物利用度程序主菜单　①输入药动学参数（Input PK parameters）；②用主菜单第一项功能输入的药动学参数进行生物等效性分析（Bioequivalence Analysis of PK parameters file input in）；③输入浓度－时间数据建立文

件（Input Concentration–Time data and create a data file）；④对主菜单第三项功能建立的浓度–时间数据文件进行估算（Estimation of Concentration–Time data file）；⑤返回3p97主控程序。

（5）生物等效性分析菜单　①输入浓度–数据文件名并估算动力学参数（Input Concentration–Time data file and Estiamtion of Parameters）；②屏幕显示方差分析和双单侧检验（Display F Test and Two two One–sided tests Procedure）；③屏幕显示指定个体的浓度–时间数据和曲线（Display Individual subject Concentration–Time data and curve）；④打印浓度时间数据及药代动力学参数估算值及其均数和标准差（Printout C–T data and Estimated Parameters on Printer）；⑤返回主菜单（Return to Main menu）。

2.实例运用

（1）实例1　剂量相等的某试验制剂T以参比制剂R为对照进行人体生物利用度实验，测得12名受试者的$AUC_{0 \to \infty}$（如表17–2）。如仅以AUC为生物等效性分析参数，试分析试验制剂T与标准参比制剂R是否具有生物等效性。

表17–2　服用试验制剂和参比制剂后人体AUC变化值

受试者	试验制剂T		标准参比制剂R	
	周期	$AUC_{0 \to \infty}$（μg/ml）·h	周期	$AUC_{0 \to \infty}$（μg/ml）·h
1	1	290	2	210
2	2	201	1	163
3	1	187	2	116
4	1	168	2	77
5	2	200	1	220
6	2	151	1	133
7	1	294	2	140
8	2	97	1	190
9	2	228	1	168
10	1	250	2	161
11	1	293	2	240
12	2	154	1	188

（2）实例2　试验制剂T和参比制剂R进行人体生物利用度实验，受试者10人受试者10名，剂量相等，单剂量交叉给药后，测得$AUC_{0 \to \infty}$（如表17–3），试分析试验制剂T与标准参比制剂R是否具有生物等效性。

表17-3　试验制剂T和参比制剂R体内AUC变化值

受试者	试验制剂T		参比制剂R	
	周期	$AUC_{0\to\infty}$（µg/ml）·h	周期	$AJC_{0\to\infty}$（µg/ml）·h
1	1	26.89	2	34.01
2	2	29.30	1	33.93
3	2	43.83	1	36.16
4	1	37.53	2	24.26
5	1	31.53	2	29.48
6	2	31.51	1	32.87
7	2	30.24	1	28.00
8	1	33.08	2	33.02
9	1	6.39	2	27.53
10	2	28.40	1	28.50

五、实训结果

将实验结果填入表17-4中。

表17-4　生物等效性分析表

参数（$AUC_{0\to\infty}$）	试验制剂T	参比制剂R	T/R比值（%）	90%置信区间	T vs R方差分析	T vs R把握度
实例1						
实例2						

六、分析与讨论

制剂生物等效性标准：供试制剂与参比制剂的AUC对数比值的90%可信限在0.80～1.25置信区间内；供试制剂与参比制剂的C_{max}对数比值的90%可信限在0.75～1.33置信区间内；供试制剂与参比制剂的AUC、C_{max}的双向单侧t检验均得到$P<0.05$的结果，t_{max}经非参数法检验无差异。如分析成立，则供试制剂与参比制剂具有生物等效性，两者为生物等效性制剂。

七、思考题

如何应用3p97软件进行药动学参数（C_{max}、t_{max}、$t_{1/2}$等）计算？

（邱妍川）

技能考核评价标准

测试项目	技能要求	分值
实训准备	着装整洁，卫生习惯好 正确选择所需的材料及设备，正确洗涤	10
实训记录	正确、及时记录实验的现象、原始数据	10
实训操作	正确在3p97中输入血药浓度数据 正确选用生物等效性和生物利用度程序 正确进行生物等效性相关参数计算 正确根据计算结果进行判断	60
清场	按要求清洁仪器设备、实验台，摆放好所用药品	10
实训报告	实验报告工整，项目齐全，结论准确，并能针对结果进行分析讨论	10
合计		100

实训十八　阿司匹林血药浓度监测

一、实训目的

1.**掌握**　单室模型血管外给药药动学参数的计算方法；实验家兔取血方法和血浆样品的处理方法。

2.**熟悉**　血药浓度–时间曲线的测定方法。

3.**了解**　治疗药物监测的意义。

二、实训原理

治疗药物监测（therapeutic drug monitoring，TDM），是以生物药剂学和临床药理学为基础，在临床进行药物治疗过程中，通过测定血液或其他生物体液（尿液、唾液等）中的药物浓度，获取有关药动学参数，探讨药物的体内过程，再根据药物动力学原理来指导临床合理用药，使给药方案个体化，以提高药物的疗效和安全性。

阿司匹林（Aspirin，乙酰水杨酸）是一种解热镇痛药，经过近百年的临床应用，证明其对缓解轻度或中度疼痛，如头痛、牙痛、神经痛、肌肉酸痛和痛经有较好效果，亦常用于发热疾病如感冒、流感等的退热，治疗风湿痛等。小剂量阿司匹林有抑制血小板聚集的作用，可阻止血栓形成，临床上用于预防心肌梗死、短暂脑缺血发作、人工心脏瓣膜、静脉瘘或其他手术后血栓的形成。

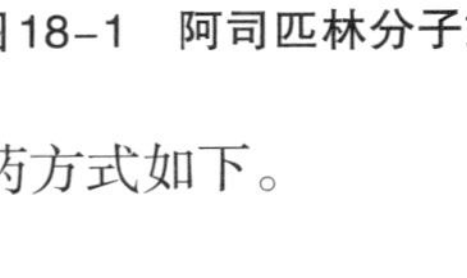

图18-1　阿司匹林分子式

阿司匹林临床给药常用的给药方式如下。

表18-1　阿司匹林临床常用给药方式

临床用途	给药方式
解热、镇痛	一次0.3～0.6g，一日3次，必要时每4小时1次
抗风湿	一日3～5g（急性风湿热可用到7～8g），分4次口服
抑制血小板聚集	尚无明确用量，多主张小剂量，如50～150mg，每24小时1次
治疗胆道蛔虫病	一次1g，一日2～3次，连用2～3日；阵发性绞疼停止24小时后停用，然后进行驱虫治疗

　　阿司匹林在t_{max}为2～3小时，在体内主要水解成水杨酸，$t_{1/2}$为15～20分钟。阿司匹林药理作用与药物剂量密切相关，给药过量可引起呕吐，随之出现呼吸深而快、耳鸣、昏睡，动脉血气分析显示为呼吸性碱中毒和代谢性酸中毒。严重者会出现精神错乱、抽搐、昏迷、低血糖、高热、冠状动脉痉挛及肺水肿等症状。阿司匹林的治疗作用、毒副反应与血药浓度的相关性如下表（表18-2）所示。

表18-2　阿司匹林血药浓度与临床效应的关系

临床效应	最低浓度 μg/ml	最高浓度 μg/ml
镇痛	50	100
抗风湿	150	350
抗炎	250	400
抗风湿性心脏病	165	250
轻度中毒	500	850
中度中毒	800	1100
重度中毒	1250	1400
>死亡	>1600	

　　文献报道，水杨酸在体内代谢能力有限，大剂量服用阿司匹林，水杨酸的代谢将由一级动力学转变为零级动力学。因此，长期大剂量服用阿司匹林的患者体内水杨酸浓度常接近中毒浓度，需要进行血药浓度监测，以使给药方案个体化，提高药物治疗效果，减少或避免水杨酸中毒。

　　本实验以家兔为实验动物，模拟进行阿司匹林给药后不同时间点的血药浓度监测。其测定原理为用铁盐与血清中水杨酸作用显紫色，一定温度范围内，显色强度与水杨酸的浓度成正比。在$\lambda=510\,nm$波长处测定显色溶液吸光度（A），再按标准曲线进行浓度换算，以此得到给药后不同时间的血药浓度。采用残数法求出相关药动学参数。

三、仪器与材料

1.仪器 溶出仪、烧杯、离心管、注射器、试管、电子天平、紫外分光光度计、多功能兔固定器、移液枪等。

2.材料 10%三氯乙酸溶液、水杨酸标准溶液（40 mg/ml）、10%三氯化铁溶液。

3.动物 选择耳朵完整无缺、静脉清晰、血流通畅无阻滞、体重在2.5～3 kg的健康家兔，雌雄不限，提前禁食12小时。

四、实训内容

（一）制作水杨酸的标准曲线

取6只刻度离心管，编为1～6号，各管中均加入10%三氯乙酸溶液7 ml，每管中分别加入空白血浆2 ml，依次加入浓度为40 mg/ml的水杨酸标准溶液0、0.2、0.4、0.6、0.8、1.0 ml，分别加蒸馏水至10 ml，振摇混合，2000 r/min离心10分钟，取上清液6 ml，加入10%三氯化铁（12滴），以1号管为空白对照，在$\lambda=510$ nm波长处测定吸光度。将实验数据填入表18-3。再据此计算水杨酸的标准曲线。

表18-3 水杨酸标准曲线

体积（ml）	0.2	0.4	0.6	0.8	1.0
浓度（mg/ml）					
A值					

（二）阿司匹林血药浓度测定

1.给药方法 给药时，先将家兔固定在多功能固定器上，将特制开口器（一般为木制，10～12 cm左右，中间有一小圆孔）横插入兔口，并用绳将其固定。将带有弹性的橡皮导管（如导尿管）从小圆孔中插入兔嘴，沿咽后壁进入食管（图18-2）。

口服片剂按照剂量为50～100 mg/kg，药片研磨后以20 ml水混悬，缓慢灌胃给药，并随时观察兔子状态，如不顺利，应及时放开兔子，重新再来。灌胃完毕后，先拔出导管，再取下开口器。

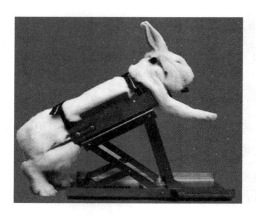

图18-2　家兔固定

2.取血方法

（1）取血时间　灌胃给药后，在0、0.25、0.5、1.0、1.5、2.0、2.5、4.0、6.0小时分别以家兔耳静脉切口法取静脉血2 ml。

（2）兔耳静脉切口法　固定家兔，用剃刀剃去兔耳静脉处的毛，用酒精棉球擦洗干净，并用手弹打兔耳根部，使兔耳局部充血，用手术刀片横切耳缘静脉远心端，滴血取血液1.5～2 ml。取血毕，用干棉球按压出血口数分钟止血，下次取血时，可在原刀口处进行。如遇出血太慢，可以用二甲苯涂擦兔耳，使其充血。

3.样品制定及含量测定　取血前，将各刻度离心管编为0～8号，各管中均加入10%三氯乙酸溶液7 ml，各时间点取处的2 ml血液分别加入离心管中，按制作水杨酸的标准曲线项下操作，从分别加蒸馏水至10.0 ml起开始操作，以0号管为空白对照，在510 nm处测定上清液的吸光度，将实验数据填入表18-4，并按标准曲线方程计算水杨酸的浓度。

表18-4　各时间点血药浓度数据

编号	1	2	3	4	5	6	7	8
时间（小时）	0.25	0.5	1.0	1.5	2.0	2.5	4.0	6.0
A值								
浓度（ /ml）								

五、实训结果

1.根据表19-4计算处的血药浓度数据，在坐标纸上以血药浓度为纵坐标，时间为横坐标描点作图，画出阿司匹林在兔体内的血药浓度–时间曲线。

2.用线性回归法求出口服给药后的药动学参数。包括 C_{max}、t_{max}、k、k_a、$t_{1/2}$、V、Cl、$AUC_{0\sim\infty}$。

六、分析与讨论

1.为避免插管失败,插管操作过程中如遇阻力,应立即拉出,调整好兔的姿势后重新插入。如插入顺利(深约 12~15 cm),可将导管外口放入一盛水的烧杯中,看是否有气泡产生,如没有气泡即认为此导管是在食管中,可将药液灌入。

2.给药时间及各取血时间点、对应试管编号要记清。

3.为了保证测定结果准确,可扫描待测显色液体,以确定最大吸收波长。

4.为了给药剂量准确,本实验采用灌胃给予混悬液,可能导致其吸收快于片剂口服给药。

七、思考题

1.体内药物浓度测定为什么药除去蛋白质?除去血浆中蛋白质的方法有哪些?

2.如果一个患者长期小剂量服用阿司匹林(如 50 mg/24 h),是否需要进行血药浓度监测?

（林凤云）

技能考核评价标准

测试项目	技能要求	分值
实训准备	着装整洁，卫生习惯好 正确选择所需的材料及设备，正确洗涤	5
实训记录	正确、及时记录实验的现象、原始数据	5
实训操作	（1）制作水杨酸的标准曲线	15
	（1）插入导管 （2）按剂量50～100 mg/kg，混悬液灌胃给药	15
	（1）按时间耳缘静脉取血 （2）血样以三氯乙酸去蛋白、三氯化铁显色处理 （3）可见分光光度法410 nm测定水杨酸含量 （4）计算相应血药浓度数据	25
	（1）绘制血药浓度–时间曲线 （2）正确计算药动学参数	20
清场	按要求清洁仪器设备、实验台，摆放好所用药品	5
实训报告	实验报告工整，项目齐全，结论准确，并能针对结果进行分析讨论	10
合计		100

实训十九　EMIT法监测血药浓度

一、实训目的

1.掌握　临床治疗药物监测的程序；全自动生化分析仪、高速离心机等设备的使用。

2.熟悉　各类药品的取血时间和血液样品的处理方法，能判断给药情况，给出用药建议。

3.了解　治疗药物监测的意义。

二、实训原理

治疗药物监测（therapeutic drug monitoring，TDM），是以生物药剂学和临床药理学为基础，在临床进行药物治疗过程中，通过测定血液或其他生物体液（尿液、唾液等）中的药物浓度，获取有关药动学参数，探讨药物的体内过程，再根据药物动力学原理来指导临床合理用药，使给药方案个体化，以提高药物的疗效和安全性。临床上需要进行TDM的药物包括：①治疗指数低的药物，如苯妥英钠血药浓度在10～20 μg/ml时可有效抗癫痫和心律失常，血药浓度在20～30 μg/ml时出现眼球震颤，在30～40 μg/ml时出现运动失调，血药浓度超过40 μg/ml则出现精神失常；②具有非线性动力学特征的药物，如苯妥英钠、阿司匹林、茶碱等，药物剂量加大，半衰期和血药浓度均可超比例增加，易导致药物蓄积中毒；③某些中毒症状与疾病症状极易混淆的药物，如地高辛毒性反应为恶心、呕吐、室上性心律失常，而这些症状也是慢性充血性心力衰竭患者所具有的，从症状难以判断给药剂量不足或用药过量；④肝肾功能不全时用药可导致药物代谢、排泄减少，药物在体内蓄积中毒，须进行TDM；⑤临床联合用药时，药物相互作用可显著改变药物在体内的吸收、分布、代谢、排泄性质（如奎尼丁与地高辛合用可使地高辛血药浓度增加2.5倍），导致药物不良反应发生率急剧上升，也需要进行TDM。临床常见的需要进行TDM的药物见表19-1，常见药物安全有效血清范围见表19-2。

表19-1临床需要进行TDM的药物

药物类别	药物名称
强心苷类	地高辛、去乙酰毛花苷、洋地黄毒苷
抗癫痫药	苯妥英钠、苯巴比妥、丙戊酸钠、扑米酮、卡马西平、乙琥胺
抗哮喘药	茶碱
抗肿瘤药	甲氨蝶呤、氟尿嘧啶
免疫抑制剂	环孢素、他克莫司、西罗莫司、吗替麦考酚酯
抗心律失常药	利多卡因、普鲁卡因胺、奎尼丁、胺碘酮、丙吡胺
β–受体阻断药	普萘洛尔、美托洛尔、阿替洛尔
三环类抗抑郁药	阿米替林、去甲替林、丙米嗪、地昔帕明
抗躁狂药	碳酸锂
氨基糖苷类抗生素	庆大霉素、阿米卡星、妥布霉素、链霉素、卡那霉素
其他抗生素	万古霉素、氯霉素
解热镇痛药	阿司匹林、对乙酰氨基酚

表19-2 临床常见药物的安全有效血药浓度范围

名称	浓度范围	名称	浓度范围	名称	浓度范围
地高辛	0.9～2 μg/L	普鲁卡因胺	4～8 mg/L	胺碘酮	0.7～1.6 μg/L
洋地黄毒苷	14～30 μg/L	普萘洛尔	20～50 μg/L	磺胺嘧啶	80～150 mg/L
苯妥英钠	10～20 mg/L	地西泮	0.5～2.5 μg/L	水杨酸盐	150～300 mg/L
苯巴比妥	10～20 mg/L	格鲁米特	0.2 mg/L	丙米嗪	50～160 mg/L
扑米酮	10～20 mg/L	甲丙氨酯	10 mg/L	地昔帕明	0.15～0.25 mg/L
利多卡因	1.5～4 mg/L	奎尼丁	2～5 mg/L	去甲替林	0.05～0.15 mg/L
茶碱	10～20 mg/L	乙琥胺	30～50 mg/L	丙戊酸钠	50～100 mg/L

　　体内药物分析常用的方法主要有四类：①光谱分析法，包括比色法、紫外分光度法（UV）、原子吸收分光光度法和荧光法；②色谱分析法，包括高效液相色谱（HPLC）、气相色谱（GC）、液质联用（HPLC-MS）、气质联用（GC-MS）等；③免疫分析法，包括放射免疫分析法（RIA）、酶免疫分析法（EMIT）和荧光免疫分析法（TDX）；④药理活性法，即利用药物的特异性活性，如抗生素的抗微生物活性进行测定。

　　TDX的流程一般为：

申请 ➡ 取样 ➡ 测定 ➡ 数据处理 ➡ 结果解释

本实验采用酶增强免疫测定技术（EMIT）测定抗癫痫药物丙戊酸钠和免疫抑制剂环孢素。该法具有测定快速、准确、专一、灵敏；试剂稳定、操作过程简便、数据处理简单等优点。

三、仪器与材料

1.仪器 采血针、绿帽采血管（肝素抗凝）、移液枪、高速离心机、全自动生化分析仪、涡旋振荡器等。

2.材料 丙戊酸检测试剂盒、环孢素检测试剂盒及配套处理液、患者血浆。

四、实训内容

1.填写TDM申请表

2.取样 根据监测目的，确定采血时间，以绿帽采血管（肝素抗凝）静脉取血2 ml。

3.检测 ①丙戊酸：采血管置离心机中12000 r/min离心5分钟，取上清液（血清）400 µl上机处理，20分钟后出结果。②环孢素：全血标本振荡，取全血100 µl置于一次性离心管中，加处理液300 µl振荡混匀，12000 r/min离心5分钟，离心后取上清液上机处理，20分钟后出结果。

五、实训结果

1.填写TDM申请表

TDM申请表

姓名		病区／床号：		病历号：	
性别：□男 □女	年龄：		身高： cm	体重：	kg
临床诊断：			合并症：		
送检目的	□测稳态血药浓度 □测稳态服药后2h血药浓度 □怀疑中毒 □疗效不佳				
监测药物给药途径	□im □iv□po□ivgtt □入壶				
监测药物	□环孢素 □地高辛 □苯妥英钠 □丙戊酸钠 □氨茶碱 □苯巴比妥 □卡马西平 □他克莫司 其他				

续表

合并药物名称	用法用量
监测药物	服药始于　　年　　月　　日　　时，　　次/日，　　mg/次
	服药止于　　年　　月　　日　　时
备注	
采血送样时间	年　　月　　日　　时　　分
申请医生	

2.填写检验报告单

XXX医院检验报告单

姓名：		性别：		年龄：		编号：
科别：		床号：		标本：血液		病员号：
送检医生：		诊断：				
项目		结果		单位		参考值
丙戊酸				mg/L		50～100
环孢素A				ng/ml		
						检验员：

3.判断给药情况，给出用药建议

六、分析与讨论

1.一般监测样本新鲜备检，在18～24℃的室温环境中，8小时内完成检测。为维持样本的稳定性，在2～8℃保存最多不超过7天，–20℃低温可保存11个月，避免反复冻融，反复冻融三次以内不影响检测结果。

2.采血时间。一般来说，长期使用某种药物而进行定期监测，需要测定药品稳态血药浓度，采血时间为给药后5个$t_{1/2}$；患者临床表现类似中毒症状，需要测定峰浓度，应在静滴后15～30分钟，肌注后1小时，口服后1～2小时取血，如中毒情况紧急则可随时取样；毒副作用强的药物或某药使用中感觉疗效不明显，应测定谷浓度，一般在下个剂量给药之前采血。常见药物的采血时间如表19-3所示。

表19-3　常见药物采血时间

药物	采血时间
丙戊酸	连续给药4天后，再次给药前固定某一时间（一般为早上）采血，测定谷浓度，如患者疑似中毒应立即采血送检
环孢素	用药3天后，再次给药前固定某一时间（一般为早上）采血测定谷浓度，如病人疑似中毒或出现呕吐、腹泻应立即采血送检
地高辛	连续给药1周后，再次给药前采血测定血药浓度，怀疑中毒或其他紧急情况时可在给药后8小时采血测定血药浓度
茶碱	连续给药3天后，①口服茶碱普通片后2小时采血测定峰浓度；②口服茶碱缓释片后4小时采血测定峰浓度
卡马西平	连续给药2~4周后，再次给药前固定某一时间采血，测定谷浓度
苯巴比妥	连续给药4周后，再次给药前固定某一时间采血，测定谷浓度
苯妥英钠	连续给药3周后，再次给药前固定某一时间采血，测定谷浓度
甲氨蝶呤	大剂量给药（1~6小时静脉滴注）后，在给药开始后24、48、72、96小时取血测定，计算；在亚叶酸钙停药前再测定浓度，确保其浓度在0.05μmol/L以下
拉莫三嗪	服药达稳态后，给药前采血谷浓度
万古霉素	首次检测其血药浓度时，宜同时进行血药峰、谷浓度监测，之后如需连续监测，可仅测谷浓度。万古霉素给药后5~7个维持剂量时监测血药浓度，在下一次给药前30分钟采集谷浓度血样
去甲万古霉素	初始用药，对于儿童、老年人、肾功能不全者建议同时测定峰浓度和谷浓度；一般患者测定谷浓度，规律给药3天后，下一个给药前抽血

3.环孢素一般是再次给药前的C_{min}。不同的器官移植类型和移植后不同时期，环孢素的理想血药浓度差异性较大，应根据实际情况进行判断。也有学者提出采用测定C_{2h}进行监测，可以明显降低排斥反应的发生率，减轻急性排斥反应的严重程度，同时较好地预防急性肾脏毒性。推荐的环孢素有效剂量见表19-4。

表19-4　环孢素推荐的有效剂量

测定标准	术后（月）	0~3	3~6	6~12	>12
C_{min}（ng/ml）	肾移植	250~450	200~300	150~250	100~200
	肝移植	血药浓度范围低于肾移植			

测定标准	术后（月）	0~3	3~6	>6
C_{2h}（ng/ml）	肝移植	1000	800	600

测定标准	术后（月）	<1	1~2	2~3	4~6	7~12
C_{2h}（ng/ml）	肾移植	1700	1500	1300	1100	900

七、思考题

1.已知地高辛的有效血药浓度为0.9~2 ng/ml。两例心房纤颤患者，均服用相同剂量的常用量地高辛后，经TDM发现，第一人血药浓度为2.9 ng/ml，已达中毒浓度；第二人血药浓度为0.7 ng/ml，低于有效血药浓度，请你判断，经TDM后药师应如何干预用药剂量？

2.哪些因素可影响药物在体内的浓度？

（林凤云）

技能考核评价标准

测试项目	技能要求	分值
实训准备	着装整洁，卫生习惯好 正确选择所需的材料及设备，正确洗涤	5
实训记录	正确、及时记录实验的现象、原始数据	5
实验操作	（1）填写TDM申请单	15
	（1）确定采血时间 （2）选择绿帽采血管采血	15
	（1）正确处理血液样品 （2）按照标准操作规程使用全自动生化分析仪	20
	（1）填写检验报告单 （2）判断给药情况，给出用药建议	25
清场	按要求清洁仪器设备、实验台，摆放好所用药品	5
实训报告	实验报告工整，项目齐全，结论准确，并能针对结果进行分析讨论	10
合计		100

附　录

附录一　实验动物管理条例

（1988年10月31日国务院批准，1988年11月14日国家科学技术委员会令第2号发布；根据2011年1月8日《国务院关于废止和修改部分行政法规的决定》第一次修订；根据2013年7月18日《国务院关于废止和修改部分行政法规的决定》第二次修订；根据2017年3月1日《国务院关于修改和废止部分行政法规的决定》第三次修订）

第一章　总　则

第一条　为了加强实验动物的管理工作，保证实验动物质量，适应科学研究、经济建设和社会发展的需要，制定本条例。

第二条　本条例所称实验动物，是指经人工饲育，对其携带的微生物实行控制，遗传背景明确或者来源清楚的，用于科学研究、教学、生产、检定以及其他科学实验的动物。

第三条　本条例适用于从事实验动物的研究、保种、饲育、供应、应用、管理和监督的单位和个人。

第四条　实验动物的管理，应当遵循统一规划、合理分工，有利于促进实验动物科学研究和应用的原则。

第五条　国家科学技术委员会主管全国实验动物工作。

省、自治区、直辖市科学技术委员会主管本地区的实验动物工作。

国务院各有关部门负责管理本部门的实验动物工作。

第六条　国家实行实验动物的质量监督和质量合格认证制度。具体办法由国家科学技术委员会另行制定。

第七条　实验动物遗传学、微生物学、营养学和饲育环境等方面的国家标准由国家技术监督局制定。

第二章　实验动物的饲育管理

第八条　从事实验动物饲育工作的单位，必须根据遗传学、微生物学、营养学和饲育环境方面的标准，定期对实验动物进行质量监测。各项作业过程和监测数据应有完整、准确的记录，并建立统计报告制度。

第九条　实验动物的饲育室、实验室应设在不同区域，并进行严格隔离。

实验动物饲育室、实验室要有科学的管理制度和操作规程。

第十条　实验动物的保种、饲育应采用国内或国外认可的品种、品系，并持有效的合格证书。

第十一条　实验动物必须按照不同来源，不同品种、品系和不同的实验目的，分开饲养。

第十二条　实验动物分为四级：一级，普通动物；二级，清洁动物；三级，无特定病原体动物；四级，无菌动物。

对不同等级的实验动物，应当按照相应的微生物控制标准进行管理。

第十三条　实验动物必须饲喂质量合格的全价饲料。霉烂、变质、虫蛀、污染的饲料，不得用于饲喂实验动物。直接用作饲料的蔬菜、水果等，要经过清洗消毒，并保持新鲜。

第十四条　一级实验动物的饮水，应当符合城市生活饮水的卫生标准。二、三、四级实验动物的饮水，应当符合城市生活饮水的卫生标准并经灭菌处理。

第十五条　实验动物的垫料应当按照不同等级实验动物的需要，进行相应处理，达到清洁、干燥、吸水、无毒、无虫、无感染源、无污染。

第三章　实验动物的检疫和传染病控制

第十六条　对引入的实验动物，必须进行隔离检疫。

为补充种源或开发新品种而捕捉的野生动物，必须在当地进行隔离检疫，并取得动物检疫部门出具的证明。野生动物运抵实验动物处所，需经再次检疫，方可进入实验动物饲育室。

第十七条　对必须进行预防接种的实验动物，应当根据实验要求或者按照《中华人民共和国动物防疫法》的有关规定，进行预防接种，但用作生物制品原料的实验动物除外。

第十八条　实验动物患病死亡的，应当及时查明原因，妥善处理，并记录在案。

实验动物患有传染性疾病的，必须立即视情况分别予以销毁或者隔离治疗。对可能被传染的实验动物，进行紧急预防接种，对饲育室内外可能被污染的区域采取严格消毒措施，并报告上级实验动物管理部门和当地动物检疫、卫生防疫单位，采取紧急预防措施，防止疫病蔓延。

第四章　实验动物的应用

第十九条　应用实验动物应当根据不同的实验目的，选用相应的合格实验动物。申报科研课题和鉴定科研成果，应当把应用合格实验动物作为基本条件。应用不合格实验动物取得的检定或者安全评价结果无效，所生产的制品不得使用。

第二十条　供应用的实验动物应当具备下列完整的资料：

（一）品种、品系及亚系的确切名称；

（二）遗传背景或其来源；

（三）微生物检测状况；

（四）合格证书；

（五）饲育单位负责人签名。

无上述资料的实验动物不得应用。

第二十一条　实验动物的运输工作应当有专人负责。实验动物的装运工具应当安全、可靠。不得将不同品种、品系或者不同等级的实验动物混合装运。

第五章　实验动物的进口与出口管理

第二十二条　从国外进口作为原种的实验动物，应附有饲育单位负责人签发的品系和亚系名称以及遗传和微生物状况等资料。

无上述资料的实验动物不得进口和应用。

第二十三条　出口应用国家重点保护的野生动物物种开发的实验动物，必须按照国家的有关规定，取得出口许可证后，方可办理出口手续。

第二十四条　进口、出口实验动物的检疫工作，按照《中华人民共和国进出境动植物检疫法》的规定办理。

第六章　从事实验动物工作的人员

第二十五条　实验动物工作单位应当根据需要，配备科技人员和经过专业培训的饲育人员。各类人员都要遵守实验动物饲育管理的各项制度，熟悉、掌握操作规程。

第二十六条　实验动物工作单位对直接接触实验动物的工作人员，必须定期组织体格检查。对患有传染性疾病，不宜承担所做工作的人员，应当及时调换工作。

第二十七条　从事实验动物工作的人员对实验动物必须爱护，不得戏弄或虐待。

第七章　奖励与处罚

第二十八条　对长期从事实验动物饲育管理，取得显著成绩的单位或者个人，由管理实验动物工作的部门给予表彰或奖励。

第二十九条　对违反本条例规定的单位，由管理实验动物工作的部门视情节轻重，分别给予警告、限期改进、责令关闭的行政处罚。

第三十条　对违反本条例规定的有关工作人员，由其所在单位视情节轻重，根据国家有关规定，给予行政处分。

第八章　附　则

第三十一条　省、自治区、直辖市人民政府和国务院有关部门，可以根据本条例，结合具体情况，制定实施办法。

军队系统的实验动物管理工作参照本条例执行。

第三十二条　本条例由国家科学技术委员会负责解释。

第三十三条　本条例自发布之日起施行。

附录二　生物药剂学与药物动力学常见符号标识

符号	英文注解	中文注解
α	Apparent first-order distribution rate constant for a drug that confers upon the body the characteristics of a multicompartent model	药物体内分布的表观一级速度常数
β	Apparent first-order elimination rate constant for a drug that confers upon the body the characteristics of a multicompartent model, obtained from the terminal slope of a semilogarithmic plot of drug concentration in the plasma versus time	多房室模型描述药物消除的表观一级速度常数
t	Dosing interval	给药间隔时间
A	The area of absorption	吸收表面积
AUC	The area under the drug concentration in the plasma versus time curve	血药浓度–时间曲线下面积
C	Drug concentration in the plasma at time t	时间 t 的血药浓度
dC/dt	Rate of change of drug concentration in the plasma	血药浓度的变化率
$\int_0^\infty C dt$	Total area under the drug concentration in the plasma versus time curve	血药浓度–时间曲线下总面积
$\int_0^t C dt$	Area under the drug concentration in the plasma versus time curve from time zero to T	血药浓度–时间曲线下时间从零到 t 的面积
C_{av}	Average drug concentration in the plasma at steady state upon multiple dosing	稳态时"平均"血药浓度
C_{max}	Maximum drug concentration in the plasma following administration of a single dose	一次给药后，峰血药浓度
C_n	drug concentration in the plasma at any time t during the n-th dosing interval	经 n 次给药，间隔期间任一时间 t 的血药浓度
C_{ss}	drug concentration in the plasma at steady state following zero-order infusion	零级过程输液后稳态时的血药浓度
C_0	drug concentration in the plasma immediately following intravenous injection	静脉注射后瞬间的药物浓度
$(C_1)_{max}$	Maximum drug concentration in the plasma after the first of a series of repetitive doses	多次给药首次的最高血药浓度

符号	英文注解	中文注解
$(C_1)_{min}$	Minimum drug concentration in the plasma after the first of a series of repetitive doses	多次给药首次的最低血药浓度
C_∞	Drug concentration in the plasma at any time t during a dosing interval at steady state upon multiple dosing	多次给药达稳态时某一给药间隔的任一时刻的血药浓度
$\int_0^\tau C_\infty \mathrm{d}t$	Area under the drug concentration versus time curve during a complete dosing interval at steady state upon multiple dosing	稳态时某一给药间隔期内血药浓度–时间曲线下面积
$(C_\infty)_{max}$	Maximum concentration of drug in the plasma during a dosing interval at steady state upon multiple dosing	稳态时某一给药间隔期间最高血药浓度
$(C_\infty)_{min}$	Minimum concentration of drug in the plasma during a dosing interval at steady state upon multiple dosing	稳态时某一给药间隔期间最小血药浓度
Cl	Total clearance	总清除率
Clr	Renal clearance	肾清除率
Cl_{Cr}	Creatinine clearance	肌酐清除率
F	This is a rather general term used to define the extent of absorption, i.e., the fraction of the dose available	吸收率的通称，即剂量吸收的分数值
F_b	Fraction of the drug biotransformed in the body to the drug actually absorbed	体内生物转化量占有效总量分数
f_{ss}	Fraction of the steady-state plasma concentration after any given dose during multiple dosing	多次给药期间的血药浓度为稳态时血药浓度的分数值
k	Apparent first-order elimination rate constant of a drug that confers upon the body the characteristics of a one compartment model	房室模型中表观一级消除速率常数
k_a	Apparent first-order absorption rate constant	表观一级吸收速率常数
k_e	Apparent first-order renal excretion rate constant of a drug that confers upon the body the characteristics of a one-compartment model	房室模型中表观一级肾排泄速率常数
k_b	Apparent first-order rate constant for a drug biotransformed that confers upon the body the characteristics of a one-compartment model	房室模型中代谢物形成的表观一级速率常数，即生物转化速度常数
k_{lu}	Apparent first-order lung excretion rate constant of a drug that confers upon the body the characteristics of a one-compartment model	房室模型中药物在肺内消除的表观一级速率常数
k_{ij}	Apparent first-order intercompartmental transfer rate constants	房室间转运的表观一级速率常数
K_m	Michaelis constant	米氏常数

符号	英文注解	中文注解
k_r	Apparent first-order elimination rate constant of a drug that confers upon the body the characteristics of a one compartment model in the patients under renal failure	肾衰患者处置速率常数
k_0	Zero-order input or infusion rate constant	零级输入或输注速率常数
k_{10}	Apparent first-order elimination rate constant from the central compartment	从中央室消除的表观一级消除速率常数
LBW	Low body weight	瘦体重
t_{max}	Time at which a maximum concentration of drug in the plasma occurs following a single dose	一次给药后达到最高血药浓度的时间，或称达峰时间
$t'_{1/2}$	Time at which a maximum concentration of drug in the plasma occurs during a dosing interval at steady state upon multiple dosing	多次给药后达稳态时某一给药间隔内最高血药浓度，或称稳态达峰时间
$t_{1/2}$	Biologic half-life of a drug	半衰期
V	Apparent volume of distribution of a drug that confers upon the body the characteristics of a one-compartment model	单室模型的药物表观分布容积
V_c	Apparent volume of the central compartment	中央室的表观分布容积
V_m	Theoretical maximum rate of process describable by Michaelis-Menten kinetics	米曼动力学过程中的最大速率的理论值
X	Amount of drug in the body at time t	时间t的体内药量
dX/dt	Rate of change of drug level in the body	体内药量的变化率
$\overline{X}$	Average" amount of drug in the body at steady state	稳态时体内"平均"药量
X_A	Amount of drug absorbed into the systemic circulation at time t	经时间t被吸收进入体循环内药量
X_A^∞	Amount of drug ultimately absorbed	时间∞大时吸收进入体循环的药量
X_a	Amount of drug at absorption site	吸收部位的药量
dX_a/dt	Absorption rate	吸收速率
X_c	Amount of drug in the central compartment at time t	时间t时中央室内药量
X_E	Cumulative amount of drug eliminated by all routes to time t	经时间t通过各种途径消除的累积药量
dX_E/dt	Rate of drug elimination from the body	药物从体内的消除速率
X_n	Amount of drug in the body at any time t during the n-th dosing interval of a series of repetitive doses	多次给药在第n次给药间隔，在任一时刻t的体内药量

符号	英文注解	中文注解
X_{ss}	Amount of drug in the plasma at steady state following zero-order infusion	静脉输注达稳态时的体内药量
X_u	Cumulative amount of unchanged drug excreted in the urine to time t	排泄在尿中原型药物累积药量
dX_u/dt	Rate of renal excretion of unchanged drug	原型药物肾排泄速率
$\Delta X_u/\Delta t$	Average rate of renal excretion of unchanged drug over a finite period of time	一段时间内原型药物肾排泄的平均速率
X_u^∞	Cumulative amount of unchanged drug ultimately excreted in the urine	原型药物随尿排尽的累积总量
X_0	Administered dose	给药剂量
X_0^*	Loading dose	负荷剂量

（江尚飞　何　静　张慧梅）

附录三　动物实验的常见方法

在实验研究中，通过对动物实验的观察和分析，来研究和解决医学上存在的许多问题是医药研究与教学中必不可少的重要手段。

动物实验方法多种多样，如动物的选择、抓取、固定、麻醉、脱毛、给药、采血、采尿、急救、处死、尸检等。因此，进行科学研究与教学需要熟悉常见的操作方法。

按机体水平不同，动物实验可分为整体实验和离体实验两种，还可进一步具体地分为亚细胞、细胞、组织、器官，整体动物和无损伤动物等水平的实验。按动物实验的时间长短可分为急性实验（2天以内）、亚急性实验（1～4周）和慢性实验（2～6个月或更长时间甚至整个生命期）。下面列举一些动物实验的常用方法。

1.复制动物模型法　是动物实验最基本的方法，是采用人工的方法使动物在一定致病因素（机械、化学、生物和物理）作用下，造成动物的组织、器官或全身的一定损伤，复制成与人类疾病相似的动物疾病模型，来研究各种疾病的发生、发展规律及防治方法。

2.切开、分离法　是以活体动物为对象的整体实验常用方法。习惯上把在麻醉情况下制备一些实验条件（如活体解剖、分离暴露器官、组织或进行一些手术制备等措施）进行研究者称"急性动物实验"。其优点是比较简便，操作后可以即进行观察，实验条件相对较易控制，对要研究的器官，有可能直接观察。但存在着麻醉、手术创伤及存活时间较短等因素，也会对实验结果带来一定的影响。因此采用此法应注意麻醉深度适中，手术要轻巧，少出血、减少创伤，并要熟悉手术部位的神经、血管等解剖。

3.切除和注入提取液法　常用于研究内分泌器官的生理和病理病变，如研究切除某一腺体后辐射对机体的影响，切除某一腺体后观察出现什么症状而推论这种腺体的功能，如蝌蚪无甲状腺素，若注入甲状腺素，蝌蚪很快变成了蛙。

4.离体组织器官法　离体实验是利用动物的离体组织、器官或生物性致病因子（微生物、寄生虫等），置于一定的存活条件下（如温度、营养成分、氧气、水、pH等）进行观察的一种实验方法。如可利用离体肠管观察药物对肠管动物、吸收、通透性、血流情况等的影响，并进行作用机制的分析；利用离体胆囊来筛选引起胆囊舒缩的药物；利用大肠埃希菌或其他细菌进行药物敏感性实验。寻找抑制细菌生长的药物，并研究其作用规律,以便为胆道感染的防治提供线索。动物组织、细胞的培养也常用此种方法。离体实验的优点是方法比较简单,一般不需要很复杂的仪器设备。实验条件比较容易控制,牵涉的人力较少,因此常被列为分析性研究的一种手段。不足之处是模拟的存活条件毕竟与整体的实际情况有较大出入,其结果也往往与体内的变化有一定距离,因此可以作为整体研究的补充和参考。

5. 瘘管法 用无菌手术方法给动物造成不同的人造瘘管,如胃扬道瘘管、膀胱瘘管、唾液腺瘘管、食管瘘管、胆囊瘘管等。这些瘘管可以收集内脏液体,是生理学消化研究的主要方法。此种方法是慢性动物实验所常用的方法。慢性动物实验一般是先在无菌操作下制备好实验模型(瘘管法是其中一种),待动物恢复健康后进行研究。这类研究方法的优点在于被研究的对象其机体内外环境已处于较自然的相对平衡状态,条件比较稳定,所得的结果接近生理情况。但需要事先制备,术后护理,等动物恢复健康后才能从事实验,花费时间较长,工作量较大,因而在选用上受到一定限制。除了用手术制备的动物实验外,运用药物或食饵等措施制备病理模型,如诱发各种实验性动物疾病模型的方法也可归为慢性动物实验。

6. 移植法 一般是将动物的器官、组织或细胞进行相互移植的一种方法。如骨髓移植时,将小鼠A(供体)的骨髓注入小鼠B的血液中(受体),很快可见脾结节化(脾造血)。脾结节的数量反映了造血干细胞的多少,由此可以观察干细胞的变化。各小鼠之间的骨髓移植称为同种骨髓移植,同一品系小鼠内各小鼠之间的骨髓移植称为同系骨髓,小鼠骨髓移植给大鼠则称异种骨髓移植。动物各种组织、器官的移植也是实验研究中常用的方法。

7. 生物电、活性观察法 对动物体各种生物电用电生理记录仪进行观察记录,如心电、肌电、脑电等;对动物组织中各种活动物质用生物化学法测定,如各种酶、激素等。

8. 病理解剖学、组织学观察法 采用肉眼观察、光镜和电镜检查,来观察、分析动物各种疾病时病理组织学改变。可从组织学的角度来探讨疾病防治机制,例如通过阑尾组织节片和肉眼观察,分析口服中药、针刺或局部敷药对有炎症阑尾的影响,阐明不同证型时阑尾变化的病理学特点以及某些患者用中西医结合非手术治疗后复发的原因。近年来由于电子显微技术的进展,不仅可以观察到病变时细胞内细胞器等亚细胞结构的变化,而且也可以运用电子扫描方法对动物器官的微小结构进行完整的表层观察。

9. 免疫学观察法 注入抗原使动物致敏,制备各种抗血清,如常选用新西兰或大耳白兔制备病原体免疫血清、间接免疫血清、抗补体抗体血清、抗组织免疫血清等。采用免疫荧光技术、酶标记免疫技术、放射免疫测定技术、免疫电镜技术等对动物免疫后的各种免疫变化进行检查。

10.其他方法 如联体动物法、条件反射法、生物遗传法、放射生物法、药物化学等。

（巫映禾 王 双 蒋 猛）